Annika Isterling

ATEM IST VERBINDUNG

Das 21-Tage-Programm

für starke Abwehrkräfte und geistige Klarheit

Fotografie Felix Matthies

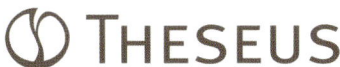 THESEUS

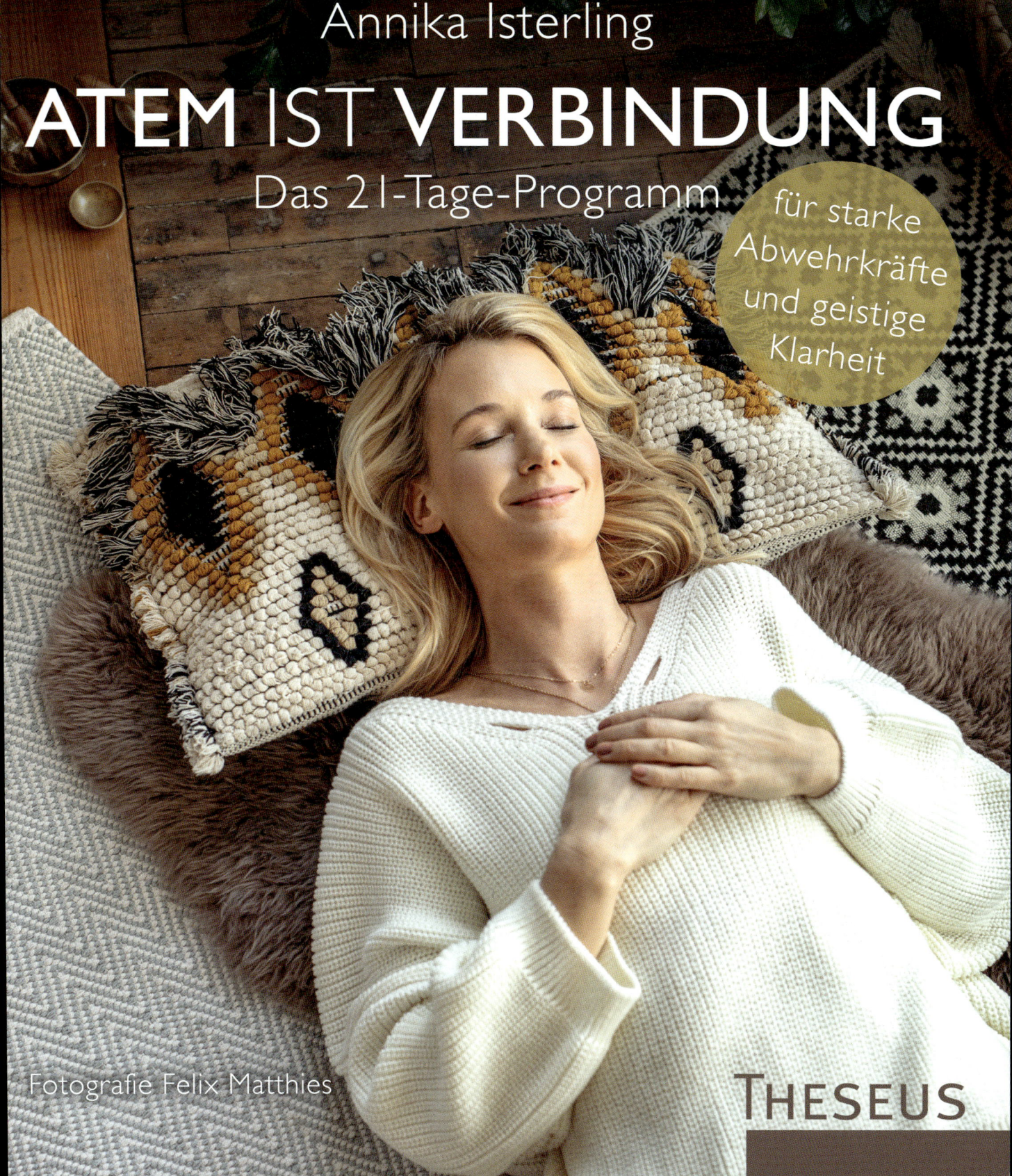

Annika Isterling

ATEM IST VERBINDUNG

Das 21-Tage-Programm

für starke Abwehrkräfte und geistige Klarheit

Fotografie Felix Matthies

THESEUS

Annika Isterling

Atem ist Verbindung

Das 21-Tage-Programm für starke Abwehrkräfte und geistige Klarheit

Copyright © 2021 Theseus in Kamphausen Media GmbH, Bielefeld

Projektleitung & Lektorat: Susanne Klein, Hamburg [kleinebrise.net]
Gestaltung: Kerstin Fiebig, Bielefeld [ad-department.de]
Fotos: © Felix Matthies, Hamburg [felixmatthies.com]
außer Seite 11 und Seite 13: © Xenia Bluhm
Grafiken: unter Verwendung der Icons von © Justicon [envato],
© Piktovit44 [iStock] und © AnnaFrajtova [iStock]
Druck & Verarbeitung: mediaprint solutions GmbH, Paderborn

www.kamphausen.media

1. Auflage 2021

ISBN Printausgabe: 978-3-95883-509-2
ISBN E-Book: 978-3-95883-510-8

Bibliografische Information der Deutschen Nationalbibliothek
Die Deutsche Nationalbibliothek verzeichnet diese Publikation in der Deutschen National-
bibliografie; detaillierte bibliografische Daten sind im Internet über http://dnb.de abrufbar.

Haftungsausschluss

Die im Buch enthaltenen Übungen wurden von der Verfasserin und vom Verlag sorgfältig
erarbeitet und geprüft. Eine Garantie kann dennoch nicht übernommen werden. Weder die
Autorin noch der Verlag übernehmen die Haftung für Schäden irgendeiner Art. Es handelt
sich hierbei um Informationen, die nicht als Diagnose, Behandlung oder Ersatz für eine
medizinische Betreuung gedacht sind. Bitte befragen Sie hierzu Ihren Arzt.

Dieses Buch
ist meinem Vater Konrad Mielke
gewidmet.

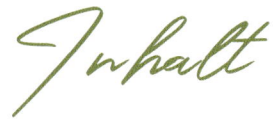

Inhalt

Vorwort – Henrike Fröchling, Gründerin YogaEasy 10

GUT ZU WISSEN

Atem ist Verbindung 16

Ist Atmen einfach? 19

Wie alles anfing 28

Atmung und das autonome Nervensystem 34

Atmung und die Emotionen 40

Atmung und der Körper 48

LOS GEHT'S

Atemtest 60

Vorbereitung für die Atemübungen 63

Yogasequenz am Morgen 64

Yogasequenz am Abend 68

Body-Scan 71

Die richtige Körperhaltung für die Atempraxis 74

DEIN ATEMPROGRAMM

Woche 1: Verbindung schaffen 81

Tag 1 Atem-Achtsamkeitsübung 87

Tag 2 Bauchatmung 89

Tag 3 Rippenatmung 91

Tag 4 Nasen-Brustkorb-Atmung 93

Tag 5 Den Atem zurückhalten (Antara Kumbhaka) 95

Tag 6 Vollständige Atmung (Dirgha Pranayama) 97

Tag 7 Der yogische Atem (Ujjayi Pranayama) 99

Woche 2: Besser mit Emotionen umgehen und den Geist freimachen 106

Tag 8 Klarheit und Fokus 113

Tag 9 Lebensfreude finden 115

Tag 10 Sich für die Liebe öffnen 117

Tag 11 Positivität stärken 121

Tag 12 Blockaden abbauen 125

Tag 13 Wut abbauen 129

Tag 14 Selbstbewusstsein stärken 131

Woche 3: Gesundheit stärken und das Immunsystem optimieren 136

Tag 15 Verdauung optimieren 143

Tag 16 Energie steigern 147

Tag 17 Herzkohärenz 151

Tag 18 Atemvolumen erhöhen 153

Tag 19 Stress abbauen 155

Tag 20 Besser schlafen 159

Tag 21 Immunsystem optimieren 161

TIPPS BEI HINDERNISSEN UND STOLPERSTEINEN 170

ETWAS FÜR DEN ATEM IM ALLTAG TUN 178

Dank 186

Über die Autorin 189

Vorwort

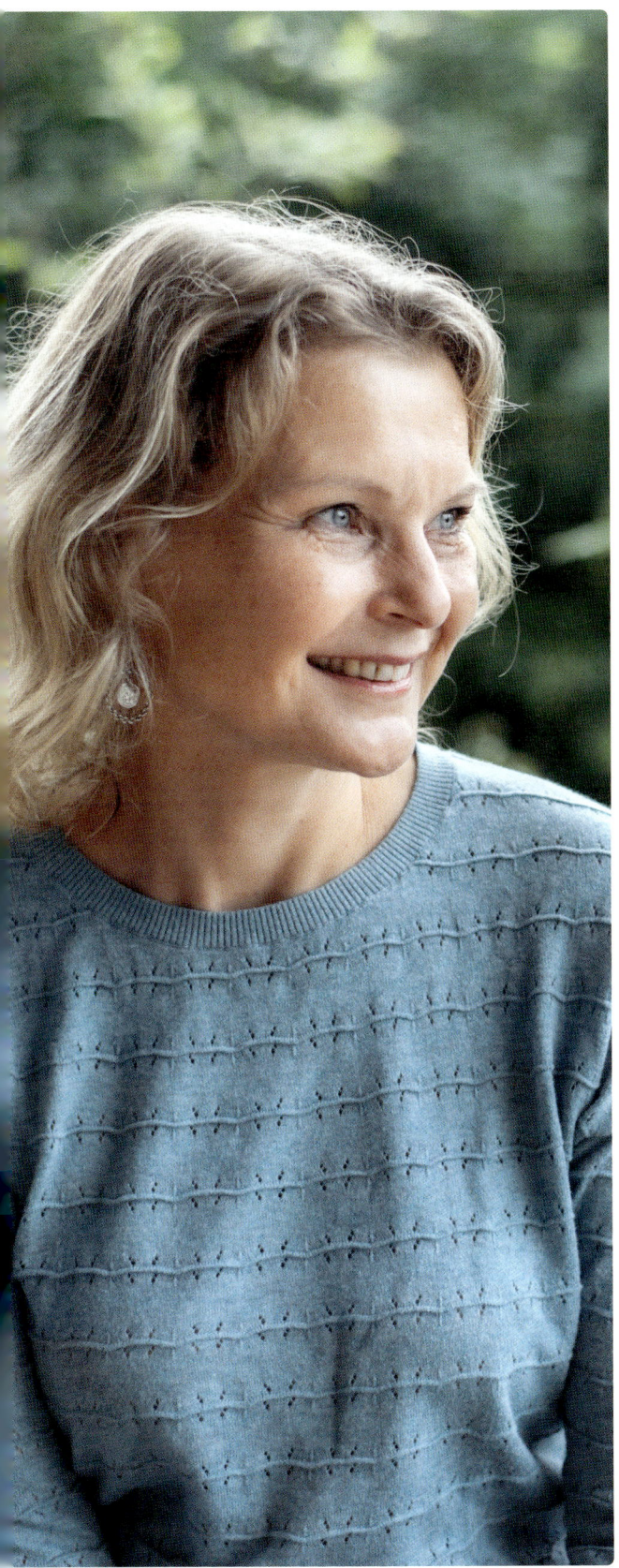

BEVOR ICH MIT YOGA BEGONNEN HABE, WAR MIR MEINE ATMUNG NICHT BEWUSST, AUSSER WENN ICH BEIM JOGGEN AUS DER PUSTE KAM ODER BEIM SCHWIMMEN UNTER WASSER LUFTNOT SPÜRTE. Erst seitdem ich regelmäßig beim Yoga das stetige, bewusste Ein- und Ausatmen und andere spannende, teilweise kuriose Atemübungen kennengelernt habe, weiß ich, wie stark wir mit unserer Atmung unseren Körper, unseren Geist und unsere Gefühle beeinflussen können. Der Atem ist nicht umsonst ein zentraler Teil von Yoga und ein Grund, warum diese Praxis so wirksam ist.

Wenn wir wirklich darauf achten, wird uns klar, wie »falsch« wir oft im Alltag atmen: Wir halten den Atem an, atmen zu flach und zu schnell, wir verkrampfen den Brustkorb bei Stress. Unsere Umwelt reagiert unbewusst darauf, andere spüren unsere Anspannung, sie hören es in unserer gepressten Stimme oder sehen es an unserer gebeugten Haltung.

Ich habe erst durch meine Yogapraxis gelernt, tief durchzuatmen und die Ruhe zu bewahren. In meinem turbulenten Online-Yoga-Unternehmerinnen-Dasein bei YogaEasy kann ich damit gelassen bleiben und selbst Ruhe ausstrahlen. Wenn ich nicht schlafen kann, versuche ich, mich mit ein paar einfachen Techniken in den Schlaf zu atmen. Morgens in der Yogapraxis weckt mich die Kapalabhati-Atemtechnik (siehe Tag 15 hier im Buch) auf und erfüllt mich mit Energie. Inzwischen

merke ich auch, wie sich mein Zwerchfell verkrampft, wenn ich angespannt bin und ich dann flach atme. Ich genieße, wie das tiefe, regelmäßige Atmen beim Joggen den Brustkorb weitet und entspannt und der Atem wieder frei fließt. Und geht es euch auch so, dass ihr, wenn ihr beim Lesen neben eurem Liebsten liegt, sich die Atemrhythmen angleichen? Spürt ihr dann auch eine besondere tiefe Ruhe und Verbundenheit?

Es lohnt sich also, sich mit dem Atmen zu beschäftigen, schließlich tun wir es den ganzen Tag ohnehin. Und da es so elementar für unser Wohlbefinden und unsere Gesundheit ist, können wir es auch gleich richtig und gezielt tun. Annika Isterling beschreibt in diesem Buch ein einfach zu übendes, hochwirksames Programm, um dich mit den wichtigsten Techniken und Tipps vertraut zu machen.

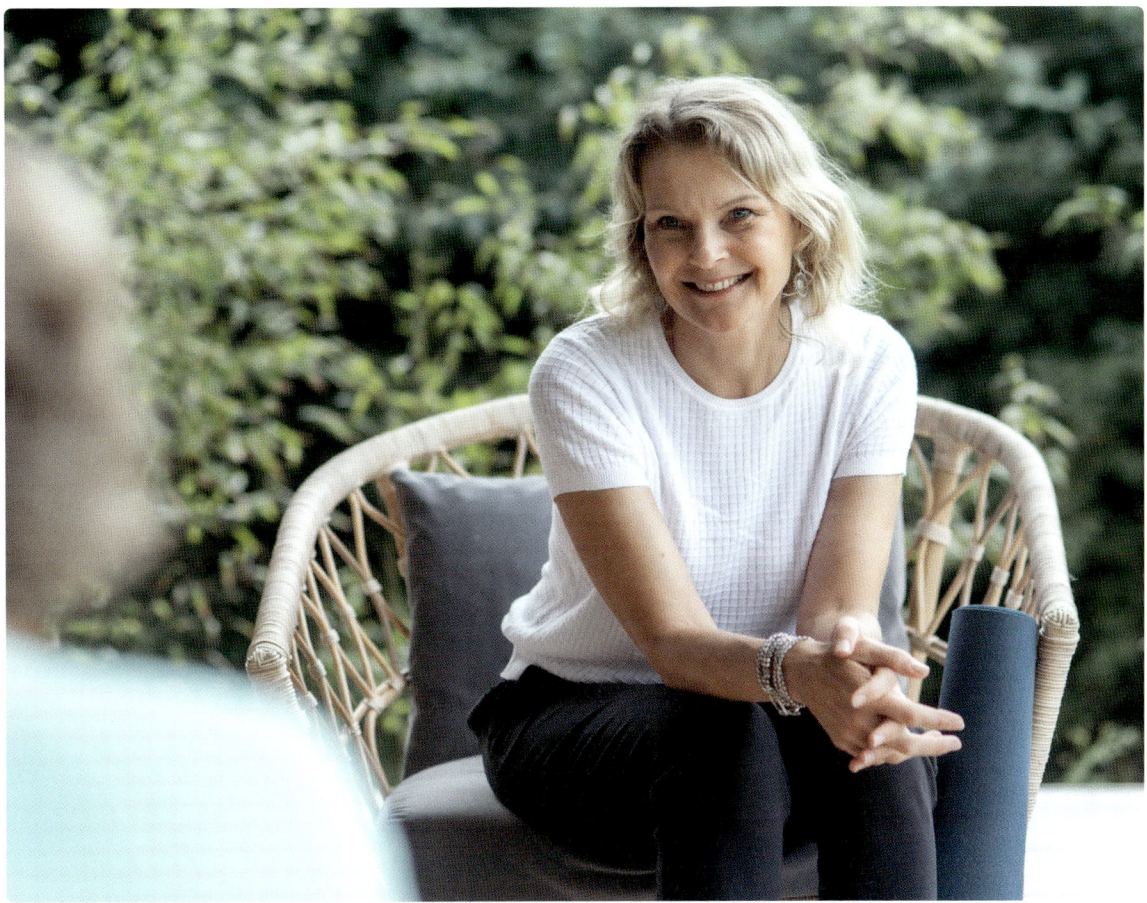

Ich kenne Annika von unseren Video-drehs und Yoga-Retreats, wo sie mich durch ihren motivierenden und durch-dachten Unterrichtsstil voll überzeugt und durch ihre liebevolle Art, mit ihren Mitmenschen umzugehen, verzaubert hat. Sicher ist sie auch deshalb unter den Top 3 der beliebtesten Lehrer:innen auf YogaEasy.de. Das Besondere an Annika: Sie nimmt dich an die Hand wie eine beste Freundin und greift dann ganz tief in die Kiste ihres detaillierten Wissens, um dir zu helfen. Sie ist also die ideale Person, um dich dazu zu bringen, deine Atmung bewusst und wirksam in deinem Leben einzusetzen, damit du wacher, zufriedener und ent-spannter dein Leben leben kannst.

Henrike Fröchling
Gründerin und CEO von YogaEasy.de

Gut zu wissen

ATEM IST VERBINDUNG

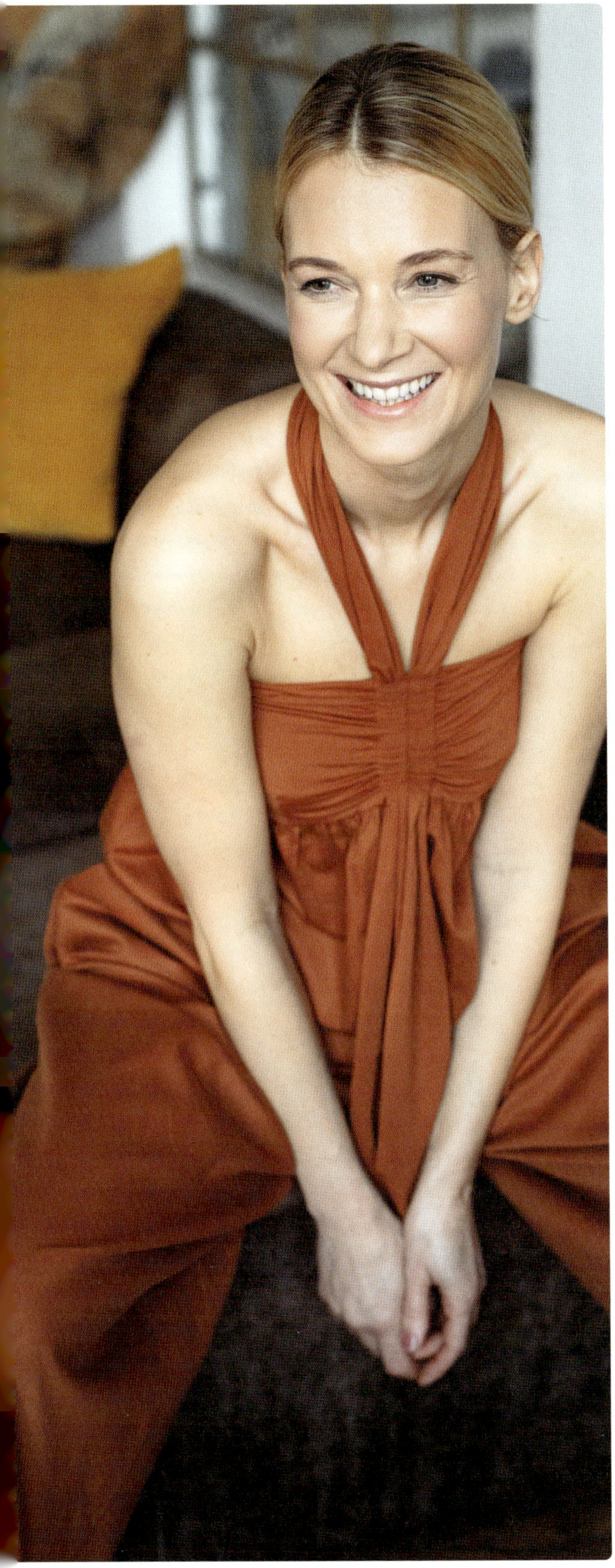

VERBINDUNGEN SIND DAS, WAS UN-
SEREM LEBEN EINEN TIEFEREN
GRUND UND EINE BEDEUTUNG GIBT.
Es gibt in der Sprache der Zulu den Begriff »Ubuntu«, der im südlichen Afrika
für eine bestimmte Lebensphilosophie
steht, die genau auf dieser Verbundenheit mit anderen Menschen basiert.
Und der Dalai Lama sagt zum Beispiel,
dass der eigentliche Sinn unseres Lebens im Streben nach Glück besteht,
wobei Verbindung die Essenz für ein
glückliches Leben ist. Tatsächlich ist
das Suchen nach einer Verbindung so
etwas wie ein tief in uns liegender In-
stinkt. Ab dem Moment, in dem wir auf
die Welt kommen, sind wir darauf ge-
polt, uns zu verbinden, zu vernetzen
und uns auszuweiten.

Zuerst suchen wir dafür den Kontakt zu unserer Mutter, dann zu der weiteren Familie, zu anderen Kindern, unseren Lehrern, Freunden und Freundinnen, Mentorinnen, Partnern, unserem Job und unserem Leben. Die Verbindung mit anderen Menschen lässt uns selbst erst zu Menschen werden, denn durch sie lernen wir unser Verhalten, unsere Sprache und vieles mehr. Und auch die Verbindung zu unserer unmittelbaren Umgebung ist für unsere Entwicklung überaus wichtig. Die Verbundenheit zur Natur schenkt uns zum Beispiel innere Ruhe und Ausgeglichenheit.

Verbindungen sind essenziell, damit wir innerlich weiter wachsen und uns nach außen positiv entwickeln können.

Doch wer sich mit dem Leben und den Menschen darin verbinden möchte, der muss sich vor allem und zuerst mit sich selbst verbinden. Das Erste, was wir tun, wenn wir geboren werden, ist zu atmen. Durch unseren Atem verbinden wir uns in diesem Moment mit unserem eigenen System, und zwar nicht nur im körperlichen Sinne; wir verbinden uns auch mit unserem emotionalen und geistigen System.

JE TIEFER UND BEWUSSTER MAN ATMET, DESTO MEHR VERBUNDENHEIT SCHAFFT MAN, UND ZWAR NICHT NUR ZU SICH SELBST, SONDERN ZUM GANZEN LEBEN.

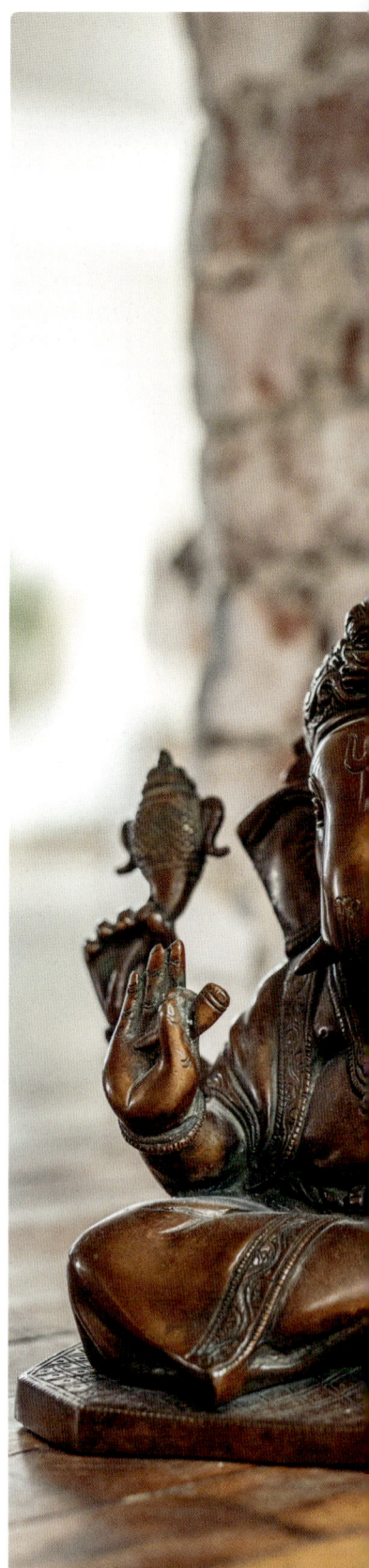

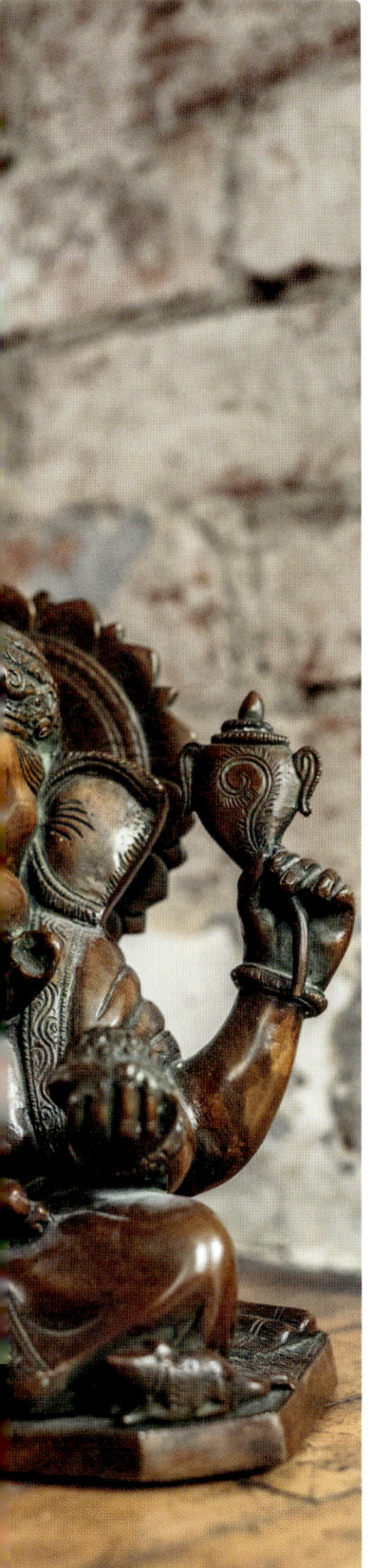

Mit diesem Programm, in dem ich dir über den Zeitraum von drei Wochen jeden Tag eine neue Atemübung vorstelle, lernst du, deine komplette Atemkapazität zu nutzen, um nicht nur dein Wohlbefinden und deine Gesundheit zu optimieren, sondern auch in emotionaler und geistiger Hinsicht Stärke aufzubauen und dir näherzukommen.

IST ATMEN EINFACH?

Man könnte denken, dass es sich beim Thema doch eigentlich um etwas ganz Simples handelt, schließlich atmen wir die ganze Zeit, ohne dass wir darüber nachdenken müssten. Warum braucht es dann dafür ein Buch, einen Leitfaden oder sogar ein ganzes Programm? Wenn wir einmal beginnen, uns näher damit zu beschäftigen, wird uns vielleicht auffallen, dass unser Atem nicht häufig im Vordergrund steht und unsere Aufmerksamkeit auf sich zieht. Erst wenn wir da einen Mangel spüren, uns der Atem stockt, etwas uns den Atem nimmt oder wir durch eine Krankheit Probleme beim Atmen haben, werden wir darauf aufmerksam.

ATEMÜBUNGEN MACHEN EINEN GROSSEN TEIL MEINER YOGAPRAXIS AUS UND ICH LEITE MEINE YOGASTUNDEN AUSSERDEM GERNE EIN MIT DEM SATZ: VOR DEM TUN KOMMT ERST EINMAL DAS SEIN.

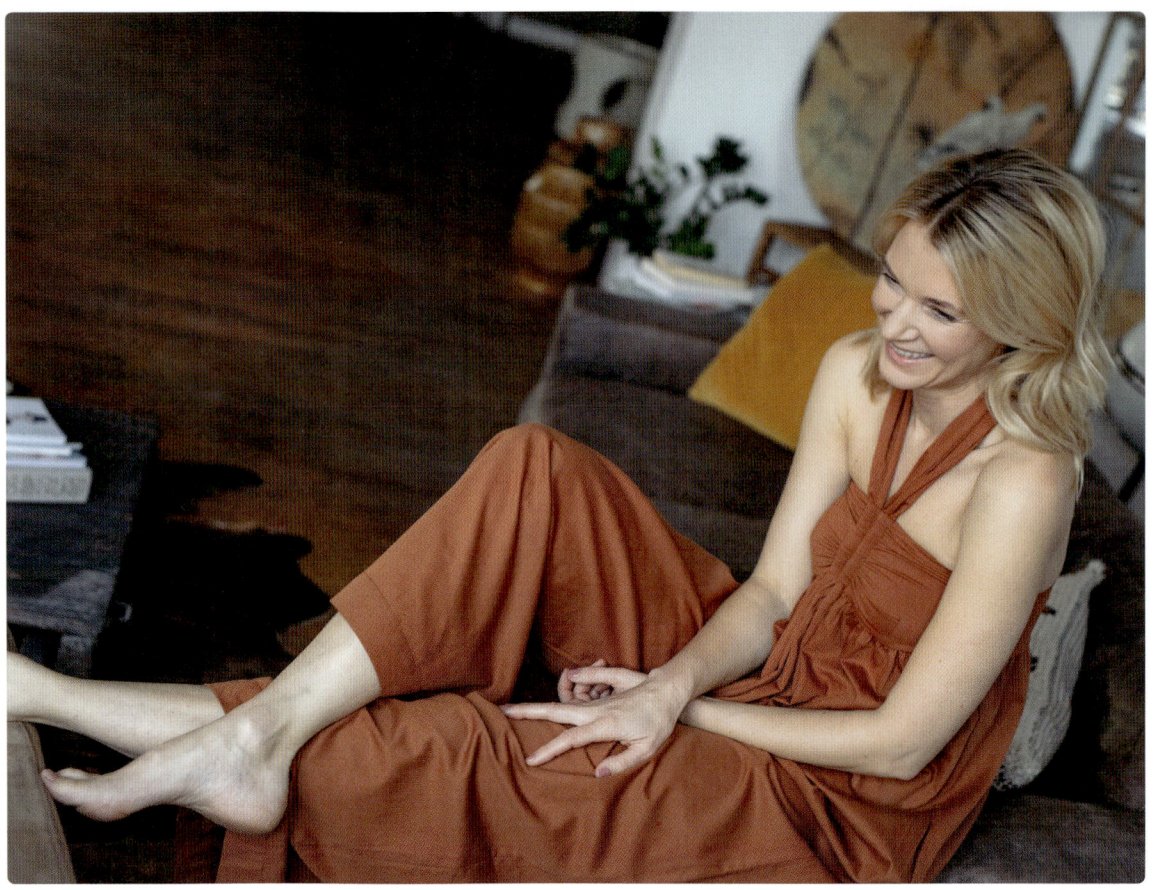

Denn das ist es, was der Atem uns schenken kann: Er bringt uns ins Sein, in den jetzigen Moment und ins Be-wusst-Werden. ER BRINGT UNS DAMIT NICHT NUR WEG VON DER ZER-STREUUNG UNSERER GEDANKEN UND DER ABLENKUNG, ER ENTSCHLEU-NIGT UNS AUCH, WENN WIR IHN GANZ BEWUSST WAHRNEHMEN. Und wenn wir es schaffen, unsere Aufmerk-samkeit immer wieder zum Atem zu bringen, holt er uns aus dem mecha-nischen, fast schon einprogrammierten Handeln heraus, das wir uns über die Jahre angewöhnt haben.

Hier ist eine meiner Lieblingsgeschichten aus der hinduistischen Mythologie, die diese Haltung des Seins gut symbolisiert. Sie handelt vom Gott Ganesha, der für das Glück und die Weisheit steht und dem die Gabe zugeschrieben wird, alle Hindernisse zu beseitigen. Ganesha hat einen Bruder namens Subrahmanya. Er symbolisiert Schönheit, Jugend und die Kraft, die das Negative besiegt.

1

Die beiden spielten eines Tages fröhlich im Garten ihrer Eltern, den Gottheiten Shiva und Parvati. Die Eltern beobachten ihre Sprösslinge voller Stolz und Wohlgefallen von der Veranda aus, bis Vater Shiva die beiden schließlich beim Spiel unterbricht, um ihnen eine Herausforderung zu geben – einen Wettlauf. Er reiht die beiden vor sich auf und leitet den Wettkampf ein mit den Worten: »Wer als Erster von euch beiden das Universum umrundet, der ist der Sieger und bekommt die reifste und goldigste Mango vom prall gefüllten Mangobaum unseres Gartens.«

Voller Vorfreude steigt Subrahmanya auf sein Reittier, einen Pfau, und rast sofort los. Auch Ganesha hat ein Tier, dass ihn trägt und überallhin begleitet, doch in seinem Fall ist es eine kleine Maus. Er schaut die Maus lange an, betrachtet anschließend die Staubwolke, die sein Bruder hinterlassen hat, und setzt sich erst einmal in Ruhe hin. Dann schlägt der sanftmütige Ganesha seine beiden großen Ohren nacheinander über seine Augen und bedeckt sein Gesicht. Die Eltern beobachten ihn dabei, wie er lange in Stille dort sitzend verweilt, bevor er die Ohren nach einer gefühlten Ewigkeit wieder aufschlägt, die Augen öffnet und sich vor seinen Eltern aufstellt. Dann umrundet er seine Eltern, bis er wieder vor ihnen steht, und sagt zu ihnen: »Ihr seid mein Universum.«

Ich mag diese Geschichte, weil sie so schön erläutert, wie unterschiedlich die Ausführung einer Handlung – in diesem Fall das Erfüllen eines Auftrags – sein kann, wenn wir uns einen Moment des »Ins-Sein-Kommens« gewähren. DIE MEISTEN VON UNS SIND IM MODUS DES SCHNELLEN VORWÄRTSKOMMENS GEFANGEN UND WIR REAGIEREN AUF AUFGABENSTELLUNGEN UND UNSER UMFELD AUS EINEM AUTOMATISMUS HERAUS. Das bewusste Agieren statt eines bloßen Reagierens entsteht in dem Moment, in dem wir erst einmal uns selbst wahrnehmen statt nur die äußeren Umstände und was gerade von uns erwartet wird.

»Das größte aller Wunder
besteht darin, am Leben zu sein,
und wenn wir einatmen,
berühren wir dieses Wunder.«

Thich Nhat Hanh

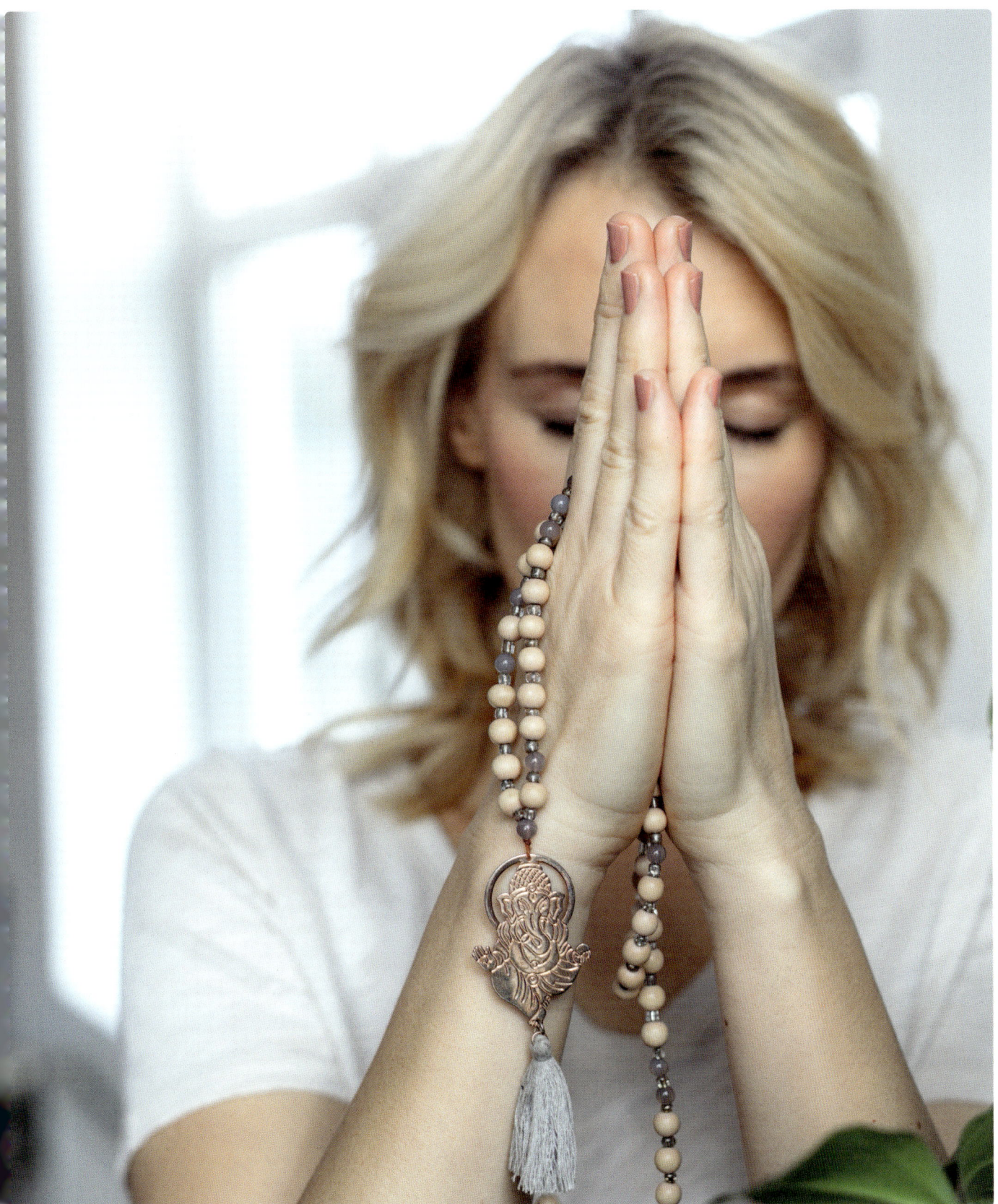

Es braucht manchmal nur diesen einen bewussten Atemzug, um in die Bewusstheit zu kommen, oder wie Eckhart Tolle es ausdrückt:

»EIN BEWUSSTER ATEMZUG ... EIN UND AUS ... IST MEDITATION.«

Genauso wie durch Meditation ist auch durch bewusstes Atmen möglich, dass wir ein wenig Abstand bekommen zu unseren Identifikationen. Der Atem schafft es, dass wir unsere Gefühle besser ausbalancieren können, und er optimiert auf vielfältige Art und Weise unsere körperlichen Funktionen. Über den Atem können wir außerdem unsere Leistungsfähigkeit, oder wie im Falle von Ganesha dargestellt, unsere Entscheidungsfähigkeit steigern.

Bis mir das so bewusst wurde, hat es allerdings etwas gedauert. AUF MEINEM WEG ZUR YOGALEHRERIN WAR ICH ZUERST NUR AUF DIE KÖRPERLICHEN HALTUNGEN FOKUSSIERT. Die Yogahaltungen, die sogenannten Asanas, haben mich komplett gefesselt, vor allem dadurch, dass sie körperlich und geistig herausfordernd und anstrengend waren und somit meine ganze Aufmerksamkeit auf sich zogen.

Als ich anfing, Yoga zu praktizieren, war ich Ende zwanzig, und mein Anspruch war damals, mich vor allem körperlich zu spüren. Ich nutzte Yoga für mich also als eine Art Sport. DIE AUFMERKSAMKEIT AUF DEN ATEM UND BESTIMMTE ATEMTECHNIKEN WURDEN NATÜRLICH DABEI AUCH UNTERRICHTET, ABER ICH MASS DEM NICHT SO VIEL BEDEUTUNG BEI. Im Yoga erlernten wir eine bestimmte Form der Atmung, die wir während der körperlichen Übungen praktizieren sollten, die sogenannte Ujjayi-Atmung. (Sie wird an Tag 7 deines Atemprogramms näher erklärt.)

Dass es einen Unterschied macht, mit der Ujjayi-Atmung zu üben, habe ich zum ersten Mal während meiner Yoga-Lehrausbildung bemerkt. Die Ausbildung fand in Berlin statt, und wenn ich zu Hause in Hamburg zwischen den Unterrichtseinheiten bei meinen Lehrern auf einmal meinen Fokus nur noch auf die körperliche Ausführung der Yogahaltungen setzte und den Atem komplett außer Acht ließ, passierte in den sechs Wochen zwischen den Trainingseinheiten in Berlin genau genommen gar nichts. Womit ich ausdrücken will, dass meine Praxis sich trotz täglichen intensiven Übens in keiner Weise weiterentwickelt hat. Ich trat auf der Stelle. Zurück in der Yogaausbildung in Berlin wurde mir dann nach einer Weile klar, was gefehlt hatte: der bewusste Ujjayi-Atem, der jede Bewegung anführt. ALS ICH MIT DIESER ERKENNTNIS WEITERPRAKTIZIERTE UND BEWUSSTER ATMETE, WÄHREND ICH ÜBTE, HAT SICH MEINE YOGAPRAXIS SOFORT WIEDER WEITER GEWANDELT. ICH BEKAM MEHR KRAFT, AUSDAUER UND FLEXIBILITÄT.

Der amerikanische Ernährungs- und Fitnesscoach John Douillard führte in den 1990er-Jahren ein Experiment mit

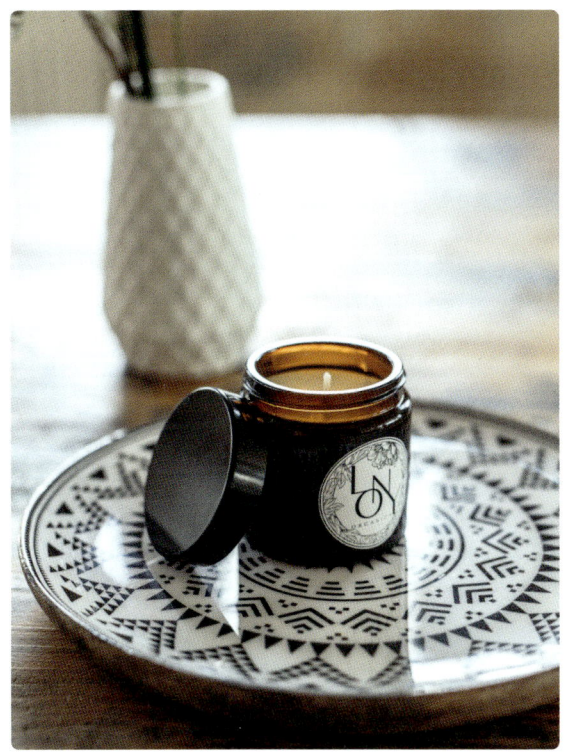

Leistungssportlern und -sportlerinnen durch: Die Athleten sollten im ersten Teil des Experiments während der physischen Anstrengung durch den Mund atmen. Sie nahmen nach einigen Minuten eine erhöhte Atemfrequenz wahr und hatten Schwierigkeiten bei der Überwindung der physischen Herausforderung. Im zweiten Teil des Experiments durften die Athleten nur durch die Nase atmen. Hier ergaben die Messungen, dass sie sowohl eine niedrigere Herz- und Atemfrequenz als auch mehr Kraft hatten, um die Aufgabe zu meistern.[1]

1) John Douillard: Body, Mind, and Sport, Harmony Books 1994.

Die Art und Weise, wie wir atmen, macht also einen enormen Unterschied. Und das gilt nicht nur in Kombination mit Bewegung, wie etwa beim Sport und Yoga, sondern es ist auch in unserem Alltag von Bedeutung. Gesunde Menschen benutzen in der Regel sowohl ihre Nase als auch ihren Mund, um zu atmen. Letzteres ist vor allem wichtig, wenn die Nase durch eine Infektion verstopft ist oder wenn man durch physische Anstrengung kurzzeitig mehr Sauerstoff braucht. Im Normalfall atmet man kurzzeitig auch beim Sprechen oder Essen durch den Mund, was vollkommen in Ordnung ist.

MEDIZINER SIND SICH JEDOCH WEITGEHEND DARIN EINIG, DASS DAS DAUERHAFTE ATMEN DURCH DEN MUND NICHT GUT IST. Das liegt vor allem daran, dass bei der Mundatmung die einströmende Luft nicht so aufbereitet wird, wie das beim Atem durch die Nase der Fall ist. Schadstoffe, Krankheitserreger oder kalte Luft können so ungehindert bis in die Lunge vordringen. Chronische Mundatmung kann entsprechend zu trockenem Mund, schlechtem Atem, chronischer Müdigkeit, Asthma und Allergien führen. Wer nachts durch den Mund atmet, leidet zudem meist an Schnarchen und Schlafapnoe (kurzzeitiger Atemstillstand während des Schlafs), was zu Bluthochdruck, chronischem Stress und Herzkrankheiten führen kann.[2]

WER SICH BEREITS ALS KIND DIE MUNDATMUNG ANGEWÖHNT, KANN DURCH DIE NICHT GENUTZTE NASENATMUNG SOGAR GESICHTSDEFORMATIONEN DURCH EINE VERÄNDERTE ENTWICKLUNG DER KNOCHENSTRUKTUR UND MUSKULATUR IM GESICHT ERFAHREN. Dazu gehören ein fliehendes Kinn, ein sehr schmales Gesicht, schiefe Nase, missgebildete Zähne und eine schlechte Körperhaltung. Diese langfristigen Folgen verdeutlichen recht eindrücklich, welch große Bedeutung die richtige Atmung hat.

2) Siehe dazu den Artikel „Schnarchen & Schlafapnoe – Definition und Häufigkeit" des Deutschen Berufsverbands der Hals-Nasen-Ohrenärzte e. V. unter www.hno-aerzte-im-netz.de/krankheiten (Stand: 26.03.2021).

In dem Moment, in dem wir den Mund schließen, unsere Zunge am oberen Gaumen lassen und durch die Nase atmen, sinkt unser Blutdruck. Stresshormone werden reduziert.

ABER DIE NASENATMUNG HAT NOCH WEITERE VORTEILE:

• Die Nase wärmt die Luft auf Körpertemperatur auf, bevor sie in die Lunge kommt und wirkt so wie eine eigene Klimaanlage.
• Die Nase wirkt wie ein Reinigungsfilter, denn die sich in der Nasenschleimhaut befindlichen Flimmerhärchen fangen kleine Schmutzteilchen, Keime und sogar Krankheitserreger ab.
• Die Nase befeuchtet die Luft, um Trockenheit in den Bronchien und Lungen zu vermeiden.
• Nasenatmung erhöht den Sauerstoffgehalt im Blut, hilft den Stoffwechsel anzukurbeln und so Gewicht zu reduzieren.

Doch nicht nur das richtige Atmen durch die Nase will gelernt sein, auch unserer Atemvolumen ist entscheidend. **WIR ATMEN MEIST VIEL ZU VIEL UND ZU FLACH!**

Als Erwachsene nutzen wir dabei häufig nur ca. ein Sechstel unseres möglichen Atemvolumens. Statt der 500 Kubikzentimeter, die wir im Normalfall einatmen, könnten wir mit unseren Lungen eigentlich 3000 Kubikzentimeter Luft aufnehmen, bzw. zumindest die Lungenkapazität erhöhen. [3] Aber nicht nur das: Mit einem guten Bewusstsein für den Atem könnten wir sogar lernen, die volle Atemkapazität zu nutzen, um dann insgesamt weniger atmen zu müssen.

Denn wie heißt es im Yoga so schön: Ein Yogi hält sich nicht daran, wie viele Lebensjahre ihm wohl zustehen, sondern sein Maß ist eine bestimmte Anzahl an Atemzügen, die ihm für dieses Leben gegeben wurden.

3) Vgl. B. K. S. Iyengar: Licht auf Pranayama, O. W. Barth 2012, S. 41.

WIR WISSEN INZWISCHEN, DASS BEWUSSTES ATMEN SICH POSITIV AUF DIE GESUNDHEIT UND DIE LEBENSERWARTUNG AUSWIRKT. Und bewusstes Atmen kann man üben. Die gute Nachricht ist, dass am Atemprozess Muskeln beteiligt sind, Muskeln, die wir trainieren können, um so die Atemkapazität und das Atemvolumen zu steigern. Und genau das ist es, was ich euch unter anderem in diesem Buch und den darin enthaltenen Übungen zeigen möchte: das richtige Atmen lernen, denn das hat uns nie jemand so wirklich beigebracht, weder im Kindergarten noch in der Schule oder unsere Eltern zu Hause. Jetzt ist die Zeit dafür, und sobald wir uns etwas bewusst machen, haben wir auch die Chance, es zu 100 Prozent umzusetzen.

WIE ALLES ANFING

Aber spulen wir einmal zurück. WANN HABEN WIR EIGENTLICH ANGEFANGEN ZU ATMEN? Zu unserer Geburtsstunde, als Baby, haben wir uns sofort bemerkbar gemacht. Wahrscheinlich haben wir das mit einem Schrei getan, vielleicht war es auch eher ein Seufzen oder Jammern, aber es hat dazu geführt, dass die Lunge sich entfaltete, wir außerhalb des Mutterleibs leben können und uns selbst über den Sauerstoffaustausch am Leben halten. Es gab also diesen ersten Atemzug. Und von da an haben wir nicht mehr aufgehört zu atmen, denn das würde sehr schnell zu einem Stillstand der notwendigen Versorgung unseres Körpers führen.

Das Faszinierende ist, dass wir uns allerdings nicht ständig überlegen müssen, wann wir demnächst einatmen oder ausatmen. Atmung ist zunächst einmal etwas völlig Automatisches, um das man sich nicht zu kümmern braucht. Sie ist etwas, das eigenständig funktioniert, wie auch unser Herzschlag oder die Verdauung. All diese Funktionen werden vom autonomen Nervensystem gesteuert. Und es heißt eben deshalb autonomes Nervensystem, da darüber unsere automatisch ablaufenden innerkörperlichen Vorgänge gesteuert werden, ohne dass wir bewusst und willentlich eingreifen müssten. Darum haben wir vielleicht bisher auch nicht so viele Gedanken daran verschwendet.

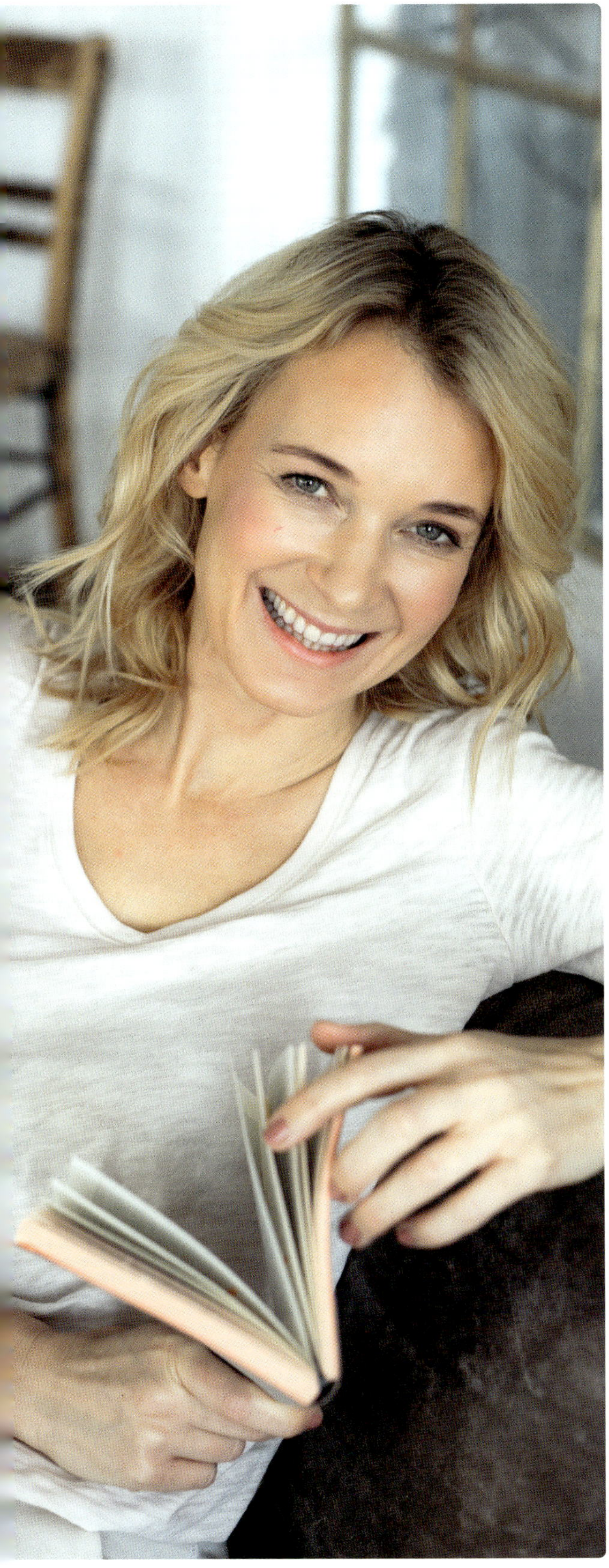

DAS SPANNENDE IST NUN ABER, DASS DIE ATMUNG EIN SYSTEM UNSERES KÖRPERS IST, DAS ZWAR EINERSEITS VÖLLIG AUTOMATISCH FUNKTIONIERT, DAS WIR ANDERERSEITS ABER DENNOCH BEEINFLUSSEN KÖNNEN. Dadurch haben wir die Chance, unseren Körper und einige seiner wichtigsten Funktionen nützlich und gesundheitsfördernd zu verändern.

»Beobachte den Atem,

bis du alles über ihn weißt.«

T. K. V. Desikachar

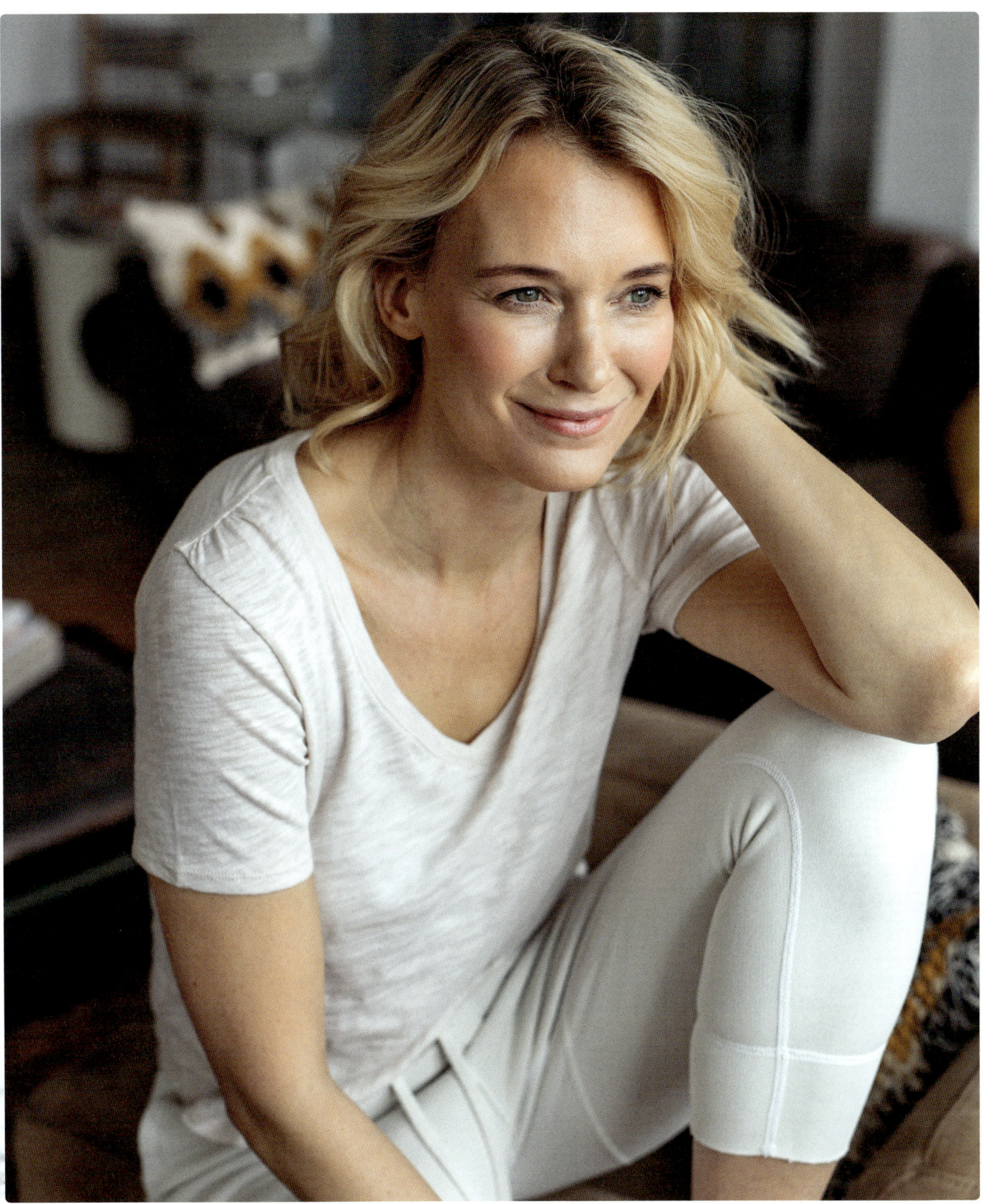

ATMUNG UND DAS AUTONOME NERVENSYSTEM

Das autonome Nervensystem (auch vegetatives Nervensystem genannt) wird wiederum unterteilt in drei Nervensysteme: in das enterische Nervensystem (das für die Regulierung des Magen-Darm-Trakts verantwortlich ist) und dann die beiden Nervensysteme, die für uns im Yoga, in der Atempraxis und der Meditation besonders bedeutsam sind:

Das sympathische Nervensystem: steigert die Herztätigkeit, den Blutdruck, die Durchblutung, weitet die Bronchien, hemmt die Darmtätigkeit u. a.
Das parasympathische Nervensystem: senkt die Herzschlagfrequenz und den Blutdruck, verengt die Bronchien, steigert die Darmtätigkeit u. a.

Diese beiden Systeme stehen sich wie Gegenspieler gegenüber, wirken gegenseitig aufeinander ein und können wiederum über den Atem beeinflusst werden.

Doch was passiert da genau? Das *sympathische* Nervensystem tritt immer dann in Aktion, wenn es etwas zu tun gibt, Stress aufkommt oder wir gefordert werden. Dann erhöht sich die Blutzufuhr zu den Muskeln, die Atmung wird schneller und oberflächlicher und findet vor allem in der oberen Region des Brustkorbs statt. Das *parasympathische* Nervensystem als Gegenpol zum sympathischen Nervensystem übernimmt immer dann, wenn wir in die Ruhe kommen und entspannen. Dann senkt sich die Herzfrequenz und unsere Atmung verlangsamt sich und wird tiefer.

Leider ist unser Lebensstil selten so, dass wir uns genauso viele bewusste Ruhephasen wie aktive Anteile schenken, und so entsteht eine Dysbalance. Nun ist es

PARASYMPATHIKUS

verengt die Pupillen

erhöht die
Speichelproduktion

senkt die
Herzschlagfrequenz

verengt die Bronchien

stimuliert die Aktivität
von Magen und Darm

stimuliert die
Bauchspeicheldrüse

stimuliert den
Gallenfluss

kontrahiert die
Harnblase

ermöglicht die
Erektion der Genitalien
bei Mann und Frau

SYMPATHIKUS

weitet die Pupillen

hemmt die
Speichelproduktion

erhöht die
Herzschlagfrequenz

weitet die Bronchien

hemmt die Aktivität
von Magen und Darm

hemmt die
Bauchspeicheldrüse

hemmt den Gallenfluss

stimuliert das Neben-
nierenmark Adrenalin
und Noradrenalin

entspannt die
Harnblase

ermöglicht den
genitalen Orgasmus
bei Mann und Frau

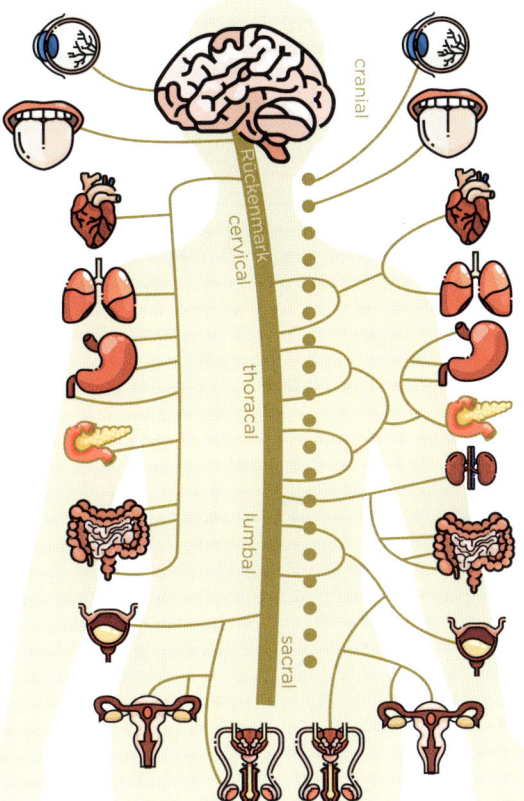

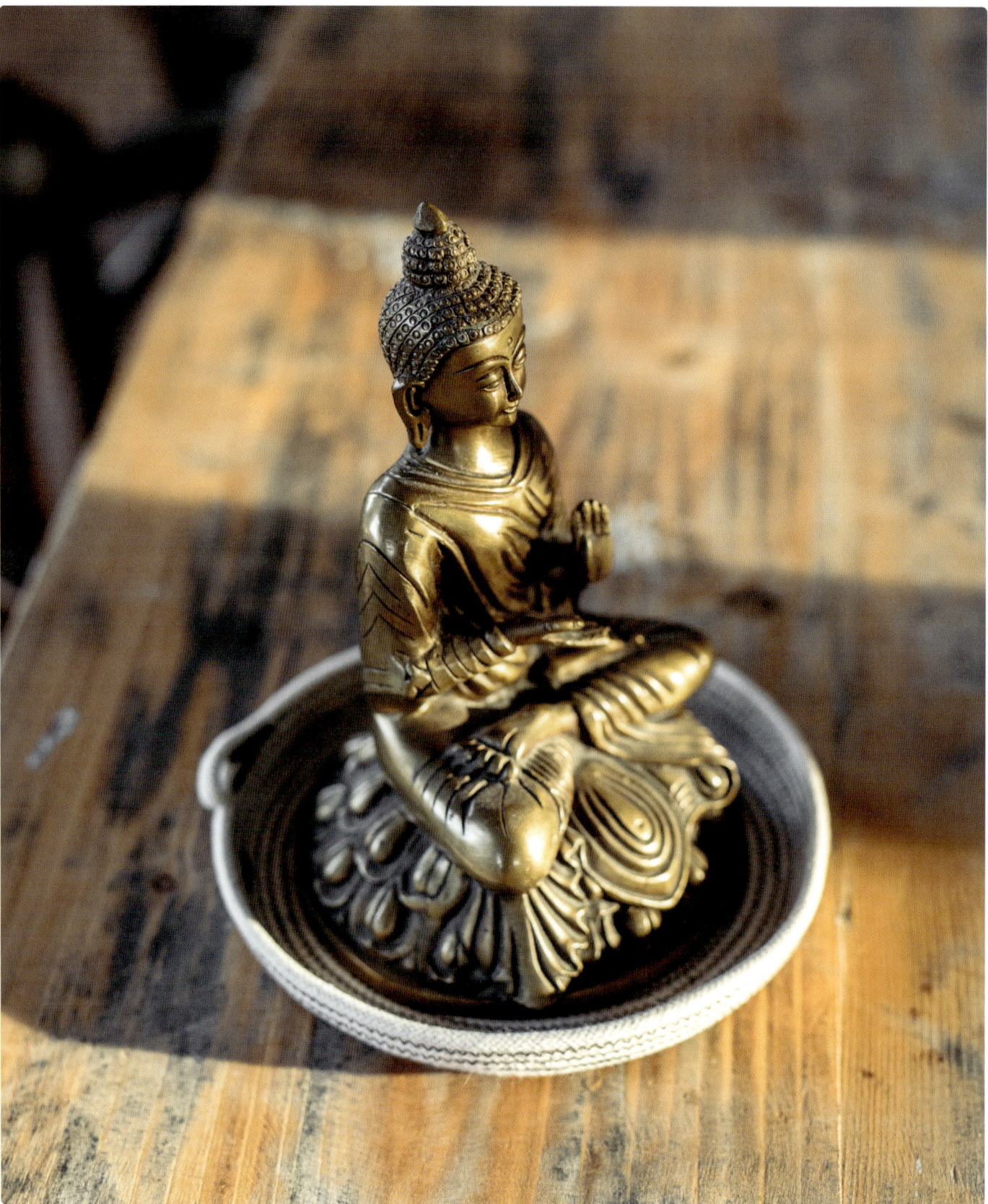

aber auch so, dass unser Nervensystem nicht nur unsere Atmung steuert, sondern wir unser Nervensystem auch über den Atem beeinflussen können.

JE TIEFER WIR ATMEN UND VOR ALLEM JE LÄNGER WIR AUSATMEN, DESTO MEHR ERDUNG ENTSTEHT IN UNS. Dieses Erden über den Atem tut uns besonders gut, da die vielen körperlichen oder auch mentalen Aktivitäten in unserem Alltag dafür sorgen, dass wir den »Boden unter den Füßen verlieren«. Wir verlieren uns im Kopf, in unseren Gedanken, die uns nur noch mehr von uns wegtragen, oder wir sind völlig ausgepowert vom ständigen Tun. Eine schöne Definition von Stress ist, die Verbindung verloren zu haben, zu uns selbst und zum jetzigen Moment.

DER ATEM KANN UNS ALSO ZURÜCKHOLEN UND DADURCH AUCH UNSER NERVENSYSTEM WIEDER AUSGLEICHEN. Denn sind wir ständig unter Hochspannung, können gesundheitliche Schäden die Folge sein.

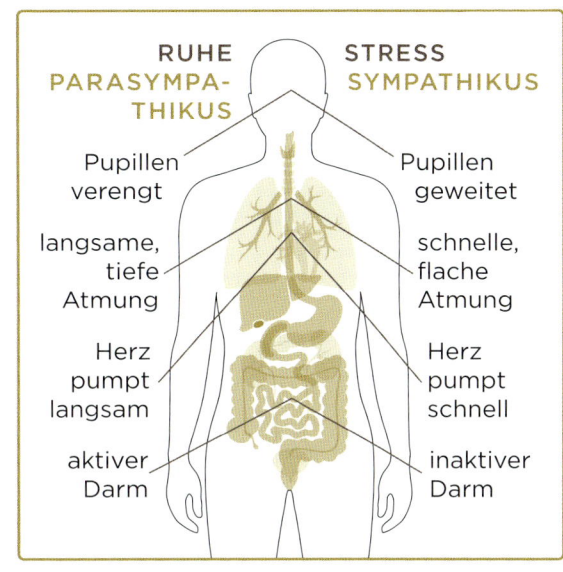

Dass es mit der Entspannung und dem Beenden des Kopfkinos nicht ganz so einfach ist, haben wir alle in der einen oder anderen Situation schon bemerkt. Mir persönlich hilft dabei das Bild, dass jeder Gedanke wie auf einer schnellen Autobahnspur weg vom Zentrum der inneren Ruhe und Kraft unterwegs ist, während jeder bewusste Atemzug mich sozusagen auf die langsame Landstraße zurück in dieses Zentrum bringt. Es braucht länger, zurück zu dir zu kommen, als sich von dir wegzubewegen. Aber es lohnt sich! Atemzug für Atemzug.

»Sich des Atems
bewusst zu werden
ist eine Möglichkeit,
im gegenwärtigen Augenblick
anzukommen.«

Thich Nhat Hanh

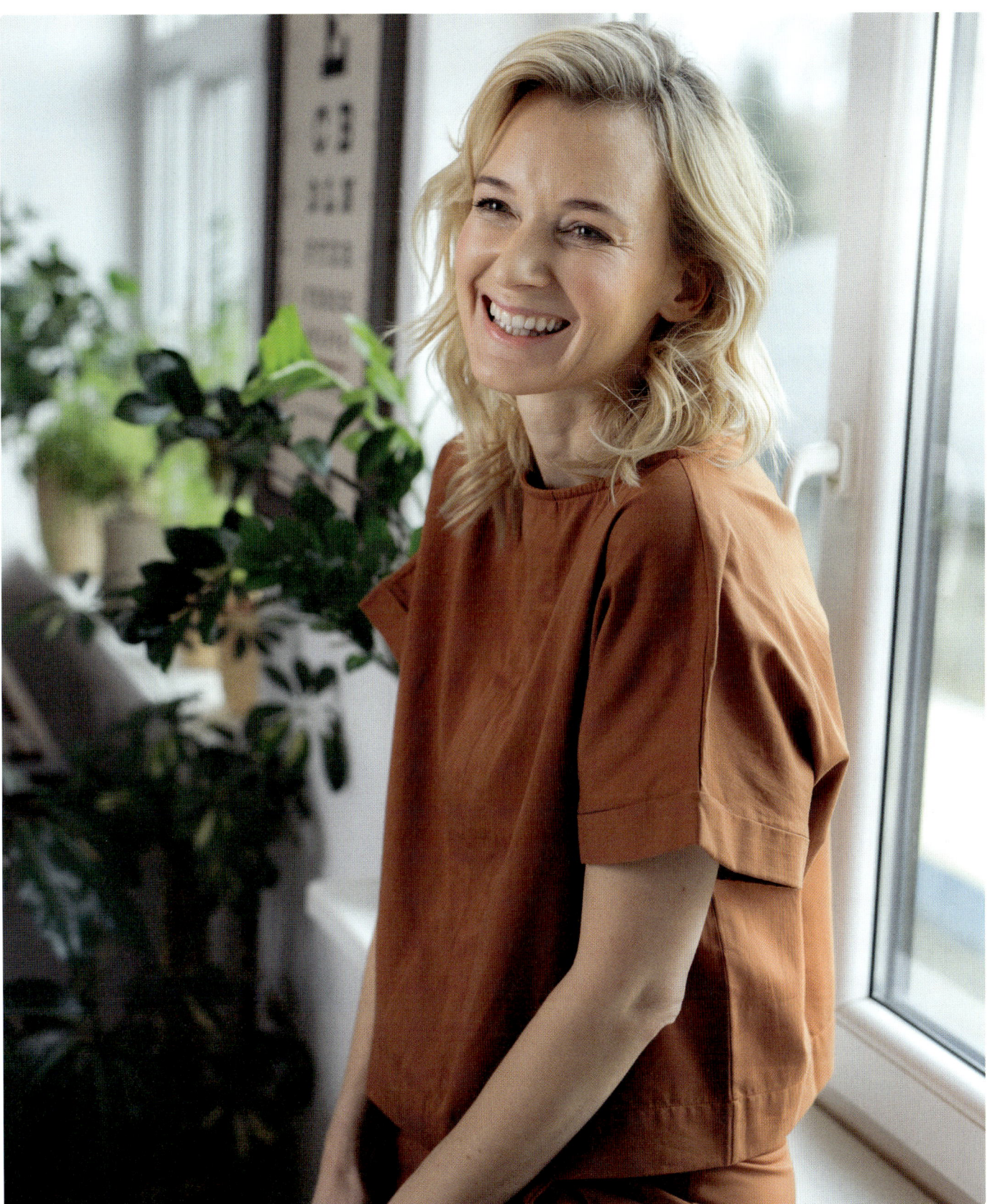

ATMUNG UND
DIE EMOTIONEN

Die Inselrinde im Gehirn hilft uns dabei, sowohl Emotionen zu fühlen, als auch unser Selbst und das Bewusstsein wahrzunehmen. Diese besagte Inselrinde, auch Insula oder Inselcortex genannt, ist ein Teil der Großhirnrinde. Sie erhält Informationen aus verschiedenen Bereichen des Körpers und verfügt über Areale, die für die Verarbeitung von Emotionen zuständig sind, und auch Strukturen, von denen aus u. a. unsere Sensomotorik und Schmerzverarbeitung gesteuert wird. Die Insula bringt uns so dazu, auf bestimmte Eindrücke entweder positiv oder negativ zu reagieren. Sie kann in uns Empfindungen wie Ekel, Stolz oder Lust erzeugen und spielt auch eine Rolle dabei, das Verhalten anderer zu verstehen. Sie ist in das autonome Nervensystem eingebunden und wir haben darüber einen direkten Zugang auf unsere Gefühlswelt. [4]

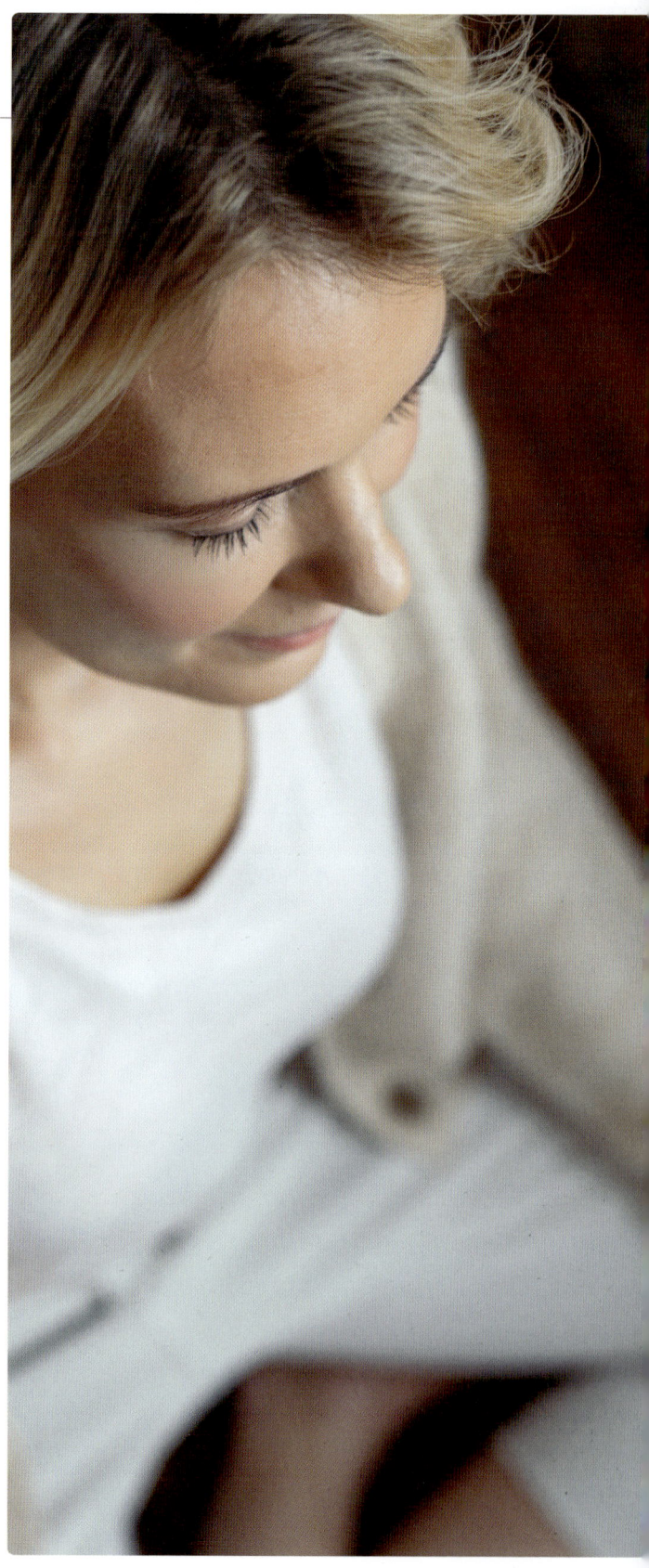

DIE INSULA IST ALSO VEREINFACHT GESAGT EINE WICHTIGE SCHALT-STELLE ZWISCHEN UNSEREM KÖRPER UND UNSEREM EMOTIONALEN ZU-STAND. Die Verbindung mit uns selbst und anderen, das Gefühl von Sicherheit, Liebe und Empathie steht in engem Zusammenhang mit dem parasympathischen Nervensystem und einer aktiven linken vorderen Inselrinde [5], die wir über den Atem beeinflussen können. Wir erinnern uns aus dem vorherigen Kapitel, dass das parasympathische Nervensystem aktiv wird bei Erholung und Entspannung und beeinflussbar ist über die Ausatmung und das Verändern des Atemmusters in längere und ruhigere Atemzüge.

TIEFES ATMEN HILFT UNS AUCH DABEI, UNS VON EMOTIONALEN STÖRUN-GEN ZU HEILEN. Dies geschieht unter anderem dadurch, dass durch intensive Atmung tiefere Emotionen in uns hervorgeholt werden können, die wir noch nicht bearbeitet oder gelöst haben. In diesem Zusammenhang höre ich häufig in meinem Umfeld Aussagen wie: »Yoga und Meditation haben mir durch eine persönliche Krise hindurch geholfen!« Doch was genau passiert da mithilfe der Atmung, dass so etwas möglich ist? Stimmungen und Gefühle sind bestimmte Ausprägungen von Energie, die uns entweder antreiben, lahmlegen, in Spannung halten, erfüllen oder vieles mehr. Dabei fühlt man sich häufig dem momentan vorherrschenden Gefühl oder Gedanken ausgeliefert.

4) Siehe Online-Portal für Anatomie: www.kenhub.com/de – Stichworte: Anatomie/Insula.

5) Siehe den Artikel "Structure and function of the human insula" von Lucina Q. Uddin, Jason S. Nomi, Benjamin Hebert-Seropian, Jimmy Ghaziri und Olivier Boucher; vor allem den Abschnitt "Empathy and Social Cognition" unter www.ncbi.nlm.nih.gov/pmc/articles/PMC6032992/ (Stand: 14.04.2021).

YOGA WIEDERUM IST IN ERSTER LINIE EINE FORM DER ENERGIEARBEIT, AUCH WENN ES SICH FÜR UNS MANCHMAL EHER NACH ANSTRENGENDER KÖRPERLICHER ERTÜCHTIGUNG ANFÜHLT UND DIESER ENERGETISCHE ASPEKT VIELLEICHT ZUNÄCHST NICHT SO SPÜRBAR IST.

Um diese energetische Wirkung des Yoga besser verstehen zu können, stellen wir uns den Körper in verschiedene Schichten aufgeteilt vor – wie bei einer Zwiebel.

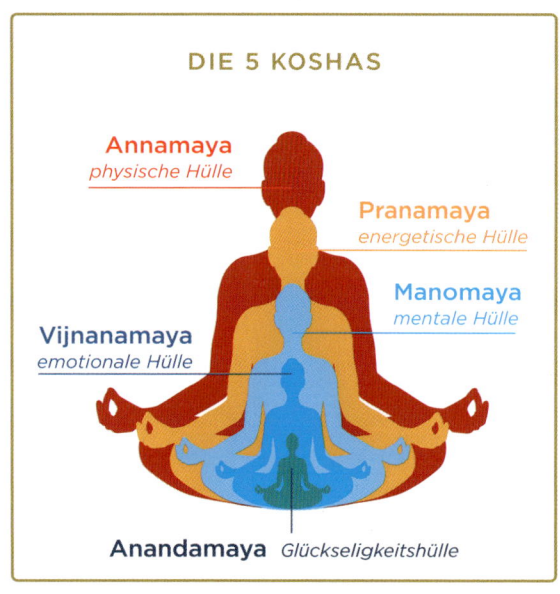

DIE 5 KOSHAS

Annamaya *physische Hülle*

Pranamaya *energetische Hülle*

Manomaya *mentale Hülle*

Vijnanamaya *emotionale Hülle*

Anandamaya *Glückseligkeitshülle*

Aus all diesen Hüllen (im Yoga auch »Koshas« genannt) bestehen wir, und in all diesen Schichten sind verschiedene Energien und Schwingungen vorhanden. Diese verschiedenen Schichten sind miteinander verbunden und beeinflussen sich gegenseitig, weshalb es Auswirkungen auf allen Ebenen hat, wenn ein Ungleichgewicht in einem Bereich auftaucht. So ist es möglich, dass wir körperlich leiden oder sogar krank werden, wenn wir uns emotional nicht gut fühlen. Umgekehrt kann sich unsere emotionale Stimmung heben, wenn wir auf geistiger Ebene positive Gedanken manifestieren.

DAS, WAS ALL DIESE »ZWIEBELSCHICHTEN« MITEINANDER VERBINDET UND SIE DURCHDRINGT, IST UNSER ATEM. Und dieser Atem ist nicht nur eine Energie (im Yoga »Prana« genannt), wie auch Gefühle und Emotionen in gewisser Weise Energien sind, sondern diese Atemenergie nimmt durch die enge Verbindung sogar deren Qualität an. Das merken wir zum Beispiel ganz konkret daran, wie oben schon an-gedeutet, dass wir in Stresssituationen kurzatmig werden, bei Angst die Luft anhalten und wir eher langsam und tief atmen, wenn wir entspannt sind.

Das Besondere am Atem ist aber auch, dass wir andersherum auch unsere Ge-fühle und Gedanken positiv beeinflussen können. Und genau das passiert wäh-rend der Yogapraxis. WIR BRINGEN DEN PHYSISCHEN KÖRPER, DEN EMO-TIONALEN KÖRPER UND DEN MENTA-LEN KÖRPER DURCH DIE PRAXIS UND HERZENSTHEMEN, WIE VERTRAUEN, MUT, ANNAHME, GEWALTLOSIGKEIT U. Ä., IN EINE NEUE SCHWINGUNG, GETRAGEN VOM ATEM.

Wenn wir uns in einem aufmerksamen Umfeld befinden, müssen wir meist un-sere Gefühle und Gedanken noch nicht mal aussprechen oder ausleben, damit unsere Energie für jemanden fühlbar ist. Unsere Gestimmtheit wird deutlich, ohne dass wir Worte oder Blicke benut-zen. Und genauso können wir auch die

Energie der anderen aufnehmen, bevor wir mit ihnen überhaupt gesprochen haben. Wir kennen zum Beispiel den Ausspruch: »Hier herrscht aber dicke Luft«, der uns verdeutlicht, wie sehr die Luft, und damit auch der Atem, in Ver-bindung mit unseren Gefühlen steht.

Das manchmal etwas verflixte Ding mit den Gefühlen ist, dass sie häufig entste-hen aufgrund eines Vorfalls, der noch gar nicht eingetreten ist, sondern mit dem wir nur gedanklich beschäftigt sind oder den wir antizipieren. Unser Kopf ist gut darin, sich schnell Dinge, Ereignisse und ganze Konversationen vorzustellen und wie das Ganze vermeintlich ablau-fen wird. VIELE EHER SCHWIERIGE EMOTIONEN KÖNNEN SCHON ALLEIN DADURCH EINGEDÄMMT WERDEN, DASS WIR LERNEN, BEWUSSTER IM MOMENT ZU SEIN, STATT UNS IN DEN VORAUSEILENDEN GEDANKEN ZU VERLIEREN. Und hier die gute Nach-richt! Das, was unseren Geist in den Mo-ment bringt, ist unser Atem, denn: DER ATEM PASSIERT IMMER NUR JETZT.

»Wenn du aufgebracht bist,

tue oder sage nichts.

Atme nur ein und aus,

bis du ruhig genug bist.«

Thich Nhat Hanh

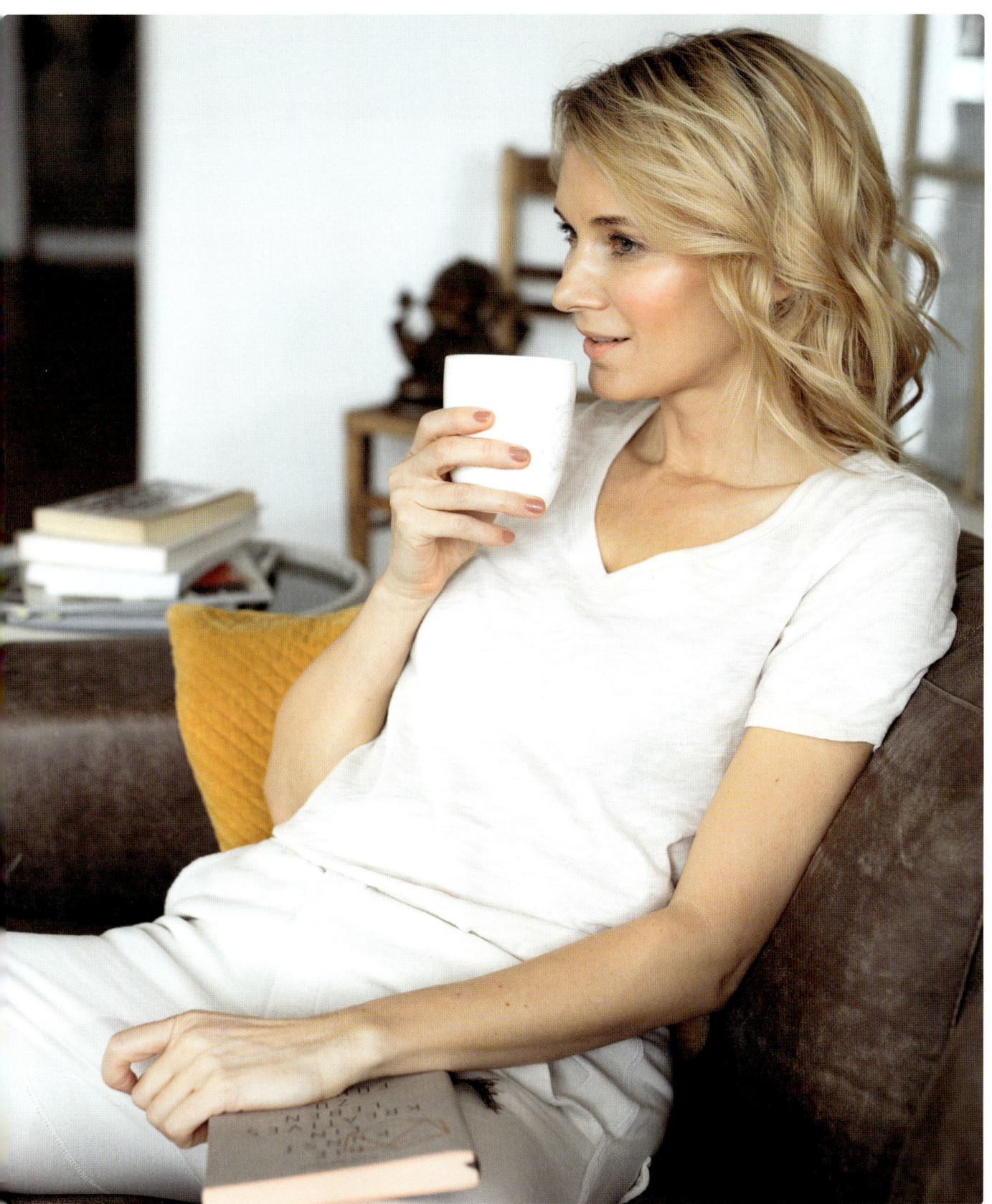

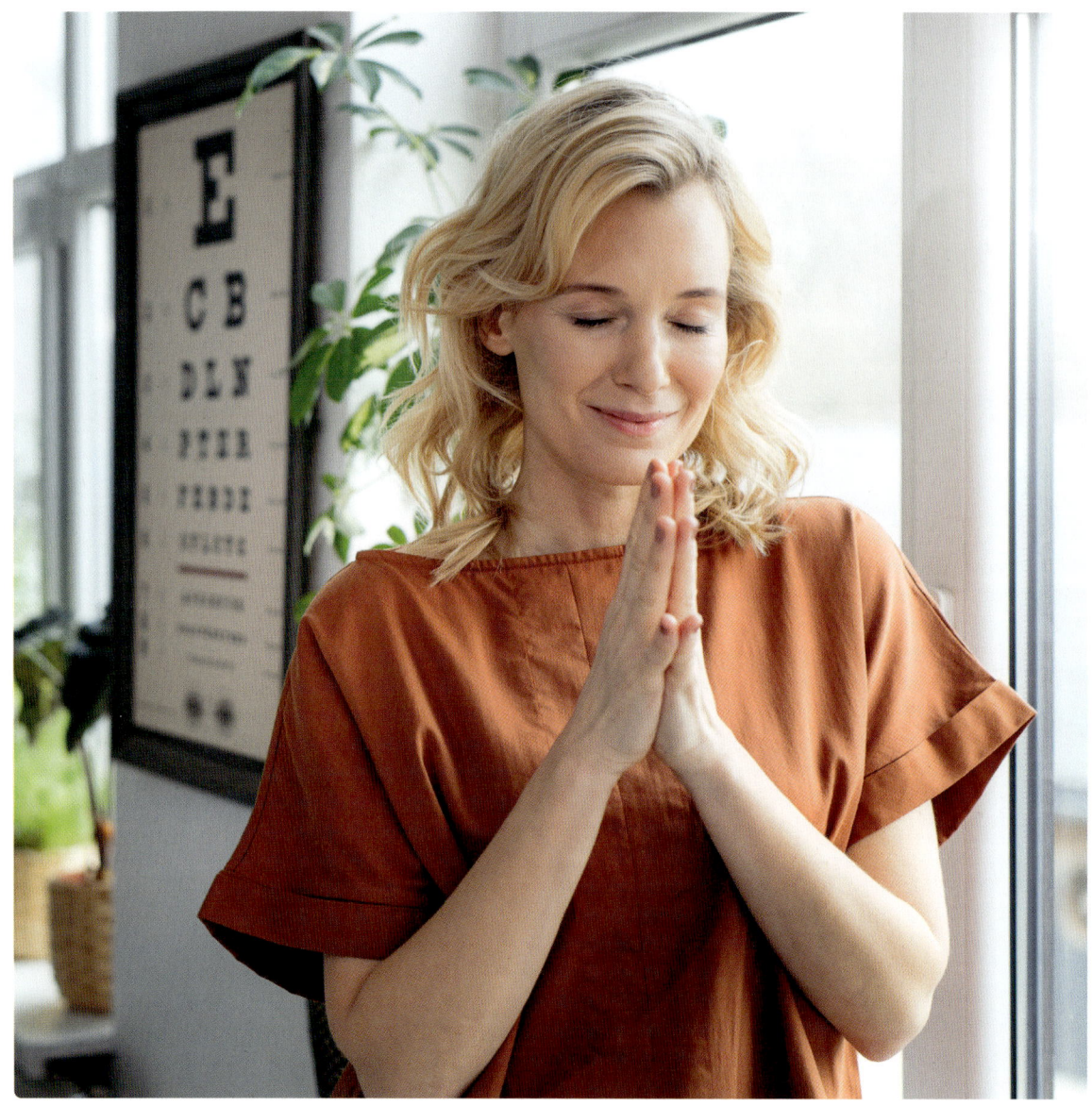

ATMUNG UND DER KÖRPER

Im Durchschnitt atmen wir pro Atemzug ca. einen halben Liter Luft ein und aus, das sind sechs bis neun Liter Luft pro Minute und rund 10.000 Liter pro Tag. Die Luft, die wir einatmen, enthält neben Stickstoff und Kohlendioxid ca. 21 Prozent Sauerstoff, der von den unzähligen Zellen in unserem Körper aufgenommen wird, damit wir am Leben bleiben.

Luft gehört damit zu unseren Lebensgrundlagen und die Atmung ist genauso eine Säule zu Erhaltung unseres Wohlbefindens wie Nahrung, Bewegung und Ruhe. Beim Atemvorgang geht es vor allem darum, Sauerstoff (O_2) in den Körper zu bringen und Kohlendioxid (CO_2) abzutransportieren. Damit das Ganze auch passieren kann, braucht es einen koordinierten Ablauf verschiedener Muskeln, wie den Unterrippenmuskeln, den Muskeln unseres Zwerchfells, der Interkostalmuskulatur und weiteren kleinen Atem-Hilfsmuskeln.

UNSER KÖRPER REGULIERT DAMIT AUF WUNDERVOLLE ART UND WEISE DAS VOLUMEN UND DIE FREQUENZ UNSERES ATEMS – JEWEILS ABHÄNGIG DAVON, WAS WIR GENAU IN DIESEM MOMENT GERADE BENÖTIGEN.

Doch unsere Luft zum Atmen ist nicht immer keimfrei und häufig auch zu trocken oder zu kalt. Würden wir sie einfach so einatmen, wären wir wahrscheinlich häufiger krank.

Darauf ist unser komplexes Körpersystem aber vorbereitet, denn bereits an den Nasenflügeln ist unser Körper so gut ausgerüstet, dass die Luft, die über die Nase einströmt, durch die kleinen Härchen im Bereich des Naseneingangs gefiltert wird.

Sollte sich doch einmal ein größeres Partikel hineinwagen, löst das sofort einen Niesreflex aus. Aber der weitaus wichtigere Filter ist die Nasenschleimhaut, die ein Sekret absondert, welches dabei hilft, Fremdkörper in den hinteren Nasen-Rachenbereich abzutransportieren. Dort können sie abgehustet oder verschluckt werden.

Außerdem wird hier in den Nasenmuscheln die Atemluft erwärmt und angefeuchtet. ES LOHNT SICH ALSO, DURCH DIE NASE ZU ATMEN! Hier in den Nasenmuscheln befinden sich auch die sogenannten Nasenschwellkörper. Sie bestehen aus einem dicht verzweigten Netz feinster Blutgefäße. Im Normalzustand sind die Schwellkörper nur leicht angeschwollen. Werden diese jedoch sehr stark durchblutet, schwillt die Nasenmuschel unangenehm an und vergrößert sich. Das Gefühl kennt man, wenn man einen Schnupfen hat, aber auch eine Allergie oder staubige Atmosphäre können dafür sorgen. Wenn wir sportlich aktiv sind, nimmt die Schwellung in den Nasenmuscheln wiederum ab, damit wir möglichst viel Sauerstoff für unsere Versorgung bekommen.

WÄHREND DER EINATMUNG STRÖMT DIE LUFT ABER AUCH AN DEN SINNESZELLEN IN DER NASE VORBEI. SO KÖNNEN WIR BESTIMMTE STOFFE ODER AUCH DÜFTE FILTERN UND ERKENNEN, OB SIE GIFTIG, ÜBELRIECHEND, ANGENEHM, BEDROHLICH ODER WOHLRIECHEND SIND.

Hinter der Nasenhöhle und dem Mund liegt der Rachen. Dort befindet sich auch unser Kehlkopf und mit ihm der Kehldeckel, der wie ein Stellwerk funktioniert. Er sorgt dafür, dass die Atemluft in die Luftröhre und die Nahrung in die Speiseröhre gelangen und man sich somit nicht verschluckt.

Über die Luftröhre, wo die Luft weiter angefeuchtet und erwärmt wird, geht es weiter in die Bronchien mit ihren vielen Verzweigungen und zu den etwa 300 Millionen Lungenbläschen, die von einem Netzwerk feinster Blutgefäße, den Lungenkapillaren, umgeben sind. Genau hier findet das

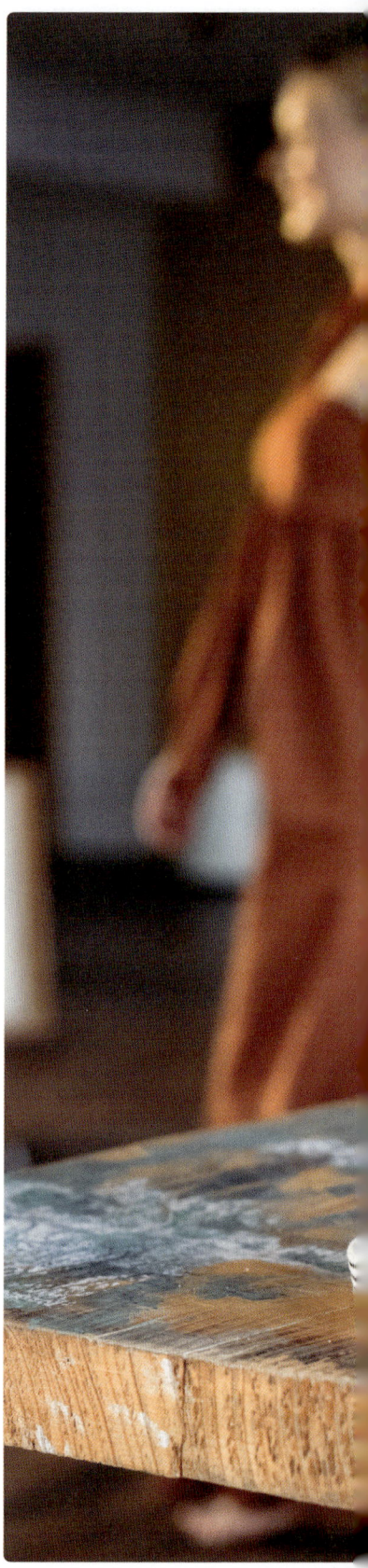

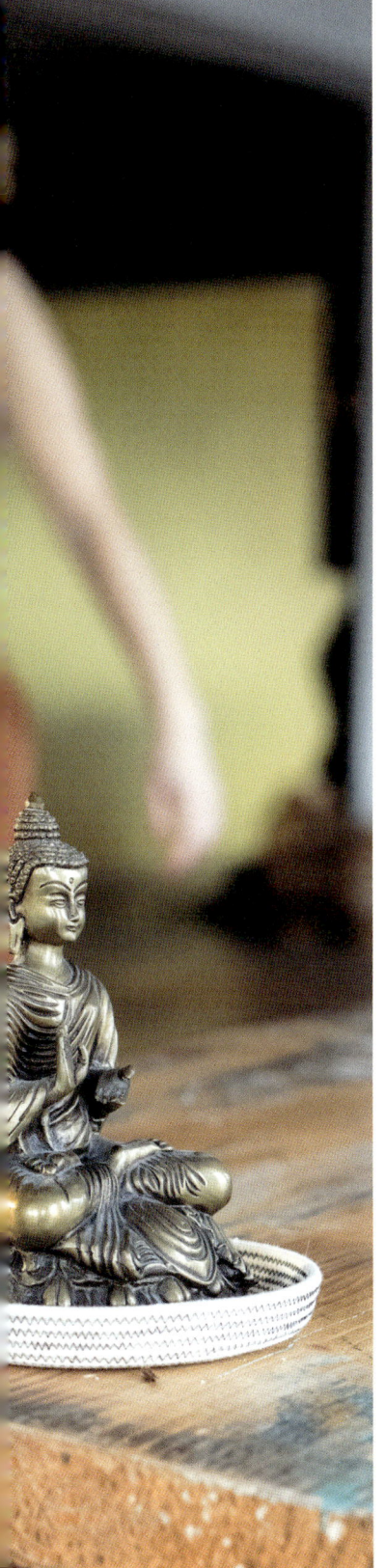

statt, was wir als den eigentlichen Atemvorgang kennen: Sauerstoff aus der Luft wird ins Blut aufgenommen und Kohlendioxid aus dem Blut wird in die Lunge abgegeben und so wieder ausgeatmet.

Kohlendioxid ist jedoch mehr als nur ein Abfallprodukt. Der Körper reguliert unsere Atmung, vor allem das Volumen und die Atemfrequenz, anhand des Kohlendioxid-Levels. Der Kohlendioxid-Level im Blut reguliert auch unseren Blut-pH-Wert. Der Blut-pH-Wert gibt an, wie sauer oder basisch das Blut ist. Für eine Vielzahl an Stoffwechselvorgängen im Körper ist ein konstanter Blut-pH-Wert notwendig. Außerdem sorgt CO_2 für die Abgabe von Sauerstoff aus dem Blut in die Zellen und dehnt die Muskulatur an den Wänden der Atemwege und Blutgefäße. Schnelle Atmung erhöht den CO_2-Level und langsame Atmung erhält den CO_2-Level im Blut. Langsame Atmung entlastet zudem das Herz.

EINE NORMALE ATEMFREQUENZ LIEGT BEI 8 BIS 12 ATEMZÜGEN PRO MINUTE. DIE MEISTEN VON UNS ATMEN ABER HÄUFIGER. Da liegt die Atemfrequenz bei dem einen oder der anderen schon mal bei 18 bis 25 Atemzüge pro Minute. Dieses »Überatmen« ist fast wie ein Mini-Hyperventilieren und bringt unser Sauerstoff-Kohlendioxid-Gleichgewicht durcheinander. Genauer gesagt haben wir dann zu viel Sauerstoff im Körper und atmen auch zu viel Kohlendioxid aus.

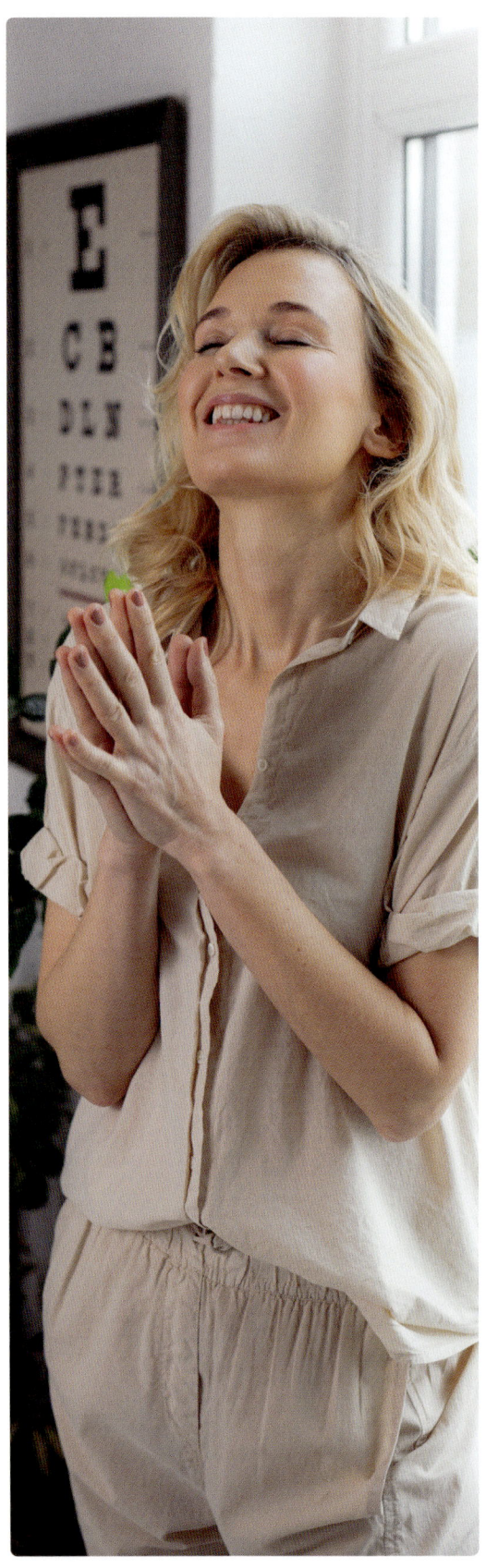

WENN WIR UNSEREN KÖRPER DURCH UNSERE ATEMPRAXIS DAZU TRAINIEREN, HÖHERE MENGEN AN KOHLENDIOXID AUSZUHALTEN, HAT DAS VIELE POSITIVE EFFEKTE. So zum Beispiel den Bohr-Effekt, benannt nach dem dänischen Physiologen Christian Bohr. Er beschrieb die Abhängigkeit zwischen der Neigung des Hämoglobins im Blut, sich mit Sauerstoff zu verbinden, und dem Säuredruck der Umgebung. Der Bohr-Effekt trägt wesentlich zum gezielten Transport von Sauerstoff und Kohlendioxid im Blut und zum Gasaustausch in der Lunge und den Geweben bei. Der niederländische Ausdauersportler Wim Hof hat in diesem Zusammenhang eine eigene Atemtechnik entwickelt, um einen höheren Kohlendioxidgehalt im Blut auszuhalten. Sie ist als Wim-Hof-Methode bekannt.

Ein hoher CO2-Level im Blut hat aber auch eine entscheidende Wirkung auf die Muskulatur, denn er sorgt dafür, dass die Muskulatur der inneren Organe sich entspannt.[6] Und Kohlendioxid hat sogar eine antibakterielle Wirkung, wie man in einer Studie des Karolinska Instituts in Schweden herausgefunden hat. Das Wachstum von Staphylokokken-Bakterien war laut der Studie 1000-mal höher in der normalen Luft als unter dem Einfluss von mit Kohlendioxid angereicherter Luft.[7] CO2 spielt daher auch eine große Rolle bei der Verpackung von Lebensmitteln, um dort das Wachstum von Bakterien zu stoppen.

Wie groß unsere Kohlendioxid-Toleranz ist, sagt einiges über die Gesundheit unserer Körpers aus. JE MEHR DER CO2-GEHALT IM BLUT ZUNIMMT, DESTO STÄRKER WIRD DER DRANG EIN-ZUATMEN. ES IST ALSO NICHT EINE GERINGE SAUERSTOFFKONZENTRA-TION, DIE DAFÜR SORGT, DASS DER ATEMREFLEX EINSETZT, SONDERN DER KOHLENDIOXIDGEHALT. Und das ist messbar über den sogenannten BOLT (Body-Oxygen-Level-Test), der uns über die Sauerstoffverwertung im Körper Auskunft gibt. Hier eine Übung für dich dazu.

ÜBUNG ZUR MESSUNG DEINER KOHLENDIOXID-TOLERANZ

Halte einen Timer bereit und lege dich für den Test entspannt hin. Nimm Kontakt zu deiner Atmung auf. Atme dann tief ein und vollständig wieder aus. Am Ende der Ausatmung hältst du deinen Atem an und misst mit der Stoppuhr deines Timers, wie viele Sekunden es dauert, bis dein natürlicher Atemreflex einsetzt. Der BOLT-Wert ist also die Zeitspanne, über die du bei normaler Atmung den Atem anhalten kannst, bis du das Bedürfnis verspürst, wieder Luft zu holen.

Wenn du unter 25 Sekunden landest, was bei den meisten der Fall ist, ist dein gesundheitlicher Zustand ausbaufähig.

6) Vgl. Artikel zu Kohlendioxid, A. Rakhimov, 01.06.17, www.atmung.org

7) Siehe Artikel »Carbon dioxide inhibits the growth rate of Staphylococcus aureus at body temperature«, M. Persson, P. Svenarud, J.-I. Flock, J. van der Linden: Surg Endosc. 2005 Jan; 19(1):91-4 (https://pubmed.ncbi.nlm.nih.gov/15529188/).

Ein erhöhter Stresslevel kann eine Ursache sein für einen niedrigen BOLT-Wert. Eine niedrige CO_2-Toleranz führt dazu, dass wir tendenziell zu viel atmen und unser Körper den Sauerstoff nicht optimal verwerten kann. Leider gewöhnt sich der Körper schnell an ein tiefes CO_2-Niveau. Unser Atemreiz setzt rascher ein, als es für einen optimalen Sauerstofftransfer nötig wäre.

AB EINEM BOLT-WERT VON 30 SEKUNDEN IST DEIN KÖRPER IN GUTER GESUNDHEITLICHER VERFASSUNG, WAS DIE ATMUNG ANGEHT. AB 60 SEKUNDEN HAST DU DEN OPTIMALEN GESUNDHEITSSTATUS ERREICHT.

Du kannst diese Übung zur Messung des BOLT-Wertes immer wieder einmal für dich wiederholen – im Laufe des 21-Tage-Programms und auch darüber hinaus. Wichtig ist, dass du dabei innerlich entspannt bleibst. Du wirst merken, dass der Zeitpunkt, bis der Atemreflex einsetzt, immer weiter ausdehnbar ist, besonders wenn du lernst, weniger häufig zu atmen.

UNTERSCHIED ZWISCHEN BRUST- UND BAUCHATMUNG

Bei dem eben beschriebenen Test konzentrieren wir uns auf das Ausatmen, aber auch die Einatmung ist spannend zu beobachten. Man unterscheidet in der Regel zwischen der Brustatmung und der Bauchatmung, auch Zwerchfellatmung genannt. Bei der Brustatmung heben sich in der

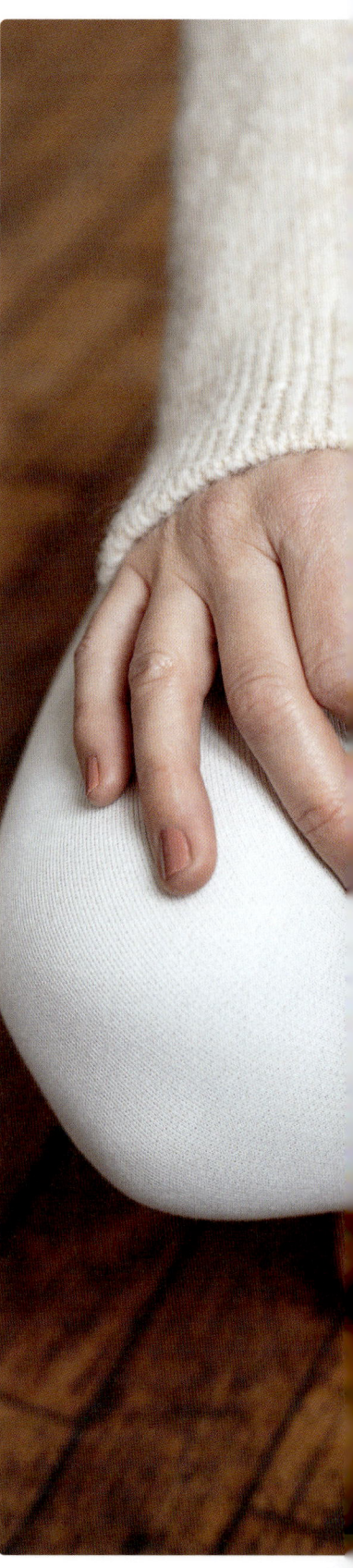

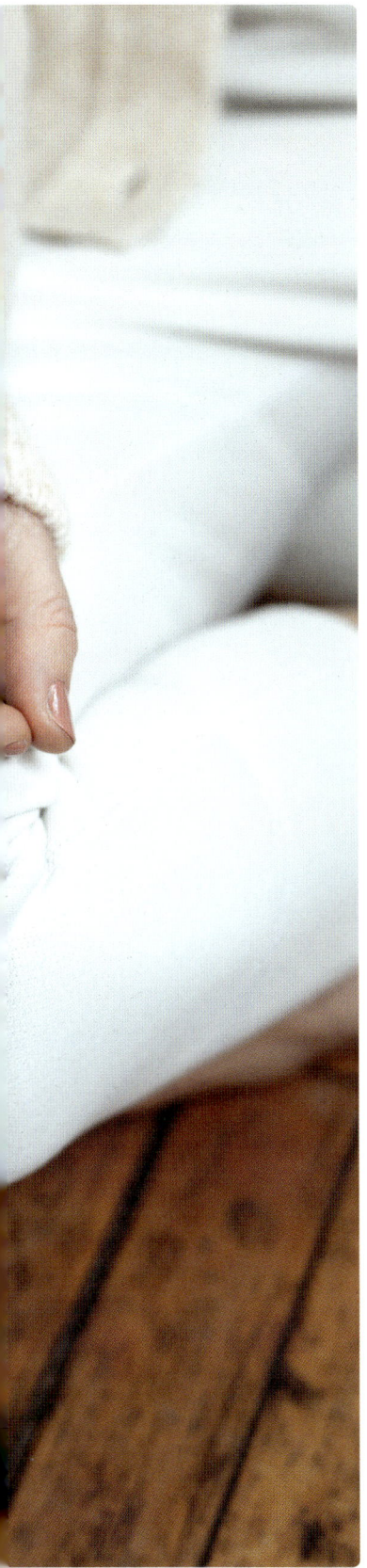

Einatmung vor allem die Rippen und damit auch der Brust-korb. Als Effekt vergrößert sich der Brustraum. Der Bauch bleibt dabei flach.

Wenn wir nur über die Brust atmen, nehmen wir pro Atem-zug allerdings weniger Sauerstoff auf und müssen dadurch mit einer höheren Frequenz atmen. Das hat zur Folge, dass das Herz mehr arbeiten muss.

ES LOHNT SICH ALSO, DIE BAUCHATMUNG BEWUSST EINZUÜBEN. Sie kommt in unserem Programm häufig vor. Bei der Bauchatmung wird das Zwerchfell aktiver zur Steue-rung der Atmung einbezogen. Es zieht sich beim Einatmen zusammen und bewegt sich abwärts. Die Bauchdecke wölbt sich dementsprechend bei der Einatmung nach vorne. Auch das Herz profitiert davon, es wandert mit dem Zwerchfell etwas nach unten und wird entlastet. Beim Ausatmen ent-spannt sich das Zwerchfell wieder und die Bauchdecke wird wieder flach. Wenn du vollständig ausatmest, kannst du sogar merken, wie der Bauch eingezogen wird.

IM ALLTAG WERDEN BRUST- UND BAUCHATMUNG MITEINANDER KOMBINIERT. DAS KANNST DU BEI DER VOLLSTÄNDIGEN ATMUNG AM TAG 6 DES ÜBUNGS-PROGRAMMS GANZ BEWUSST WAHRNEHMEN.

»Der Atem ist das Selbst des Menschen.

Das Wort ATMAN bedeutet Seele,

wir finden es wieder

in dem deutschen Wort ATMEN.

Der Atem ist ein Strom,

der von der physischen Ebene

zum inneren Zentrum fließt,

ein Strom, der durch den Körper,

den Geist und die Seele geht,

den innersten Lebenskern berührt

und wieder zurückströmt.«

Hazrat Inayat Khan

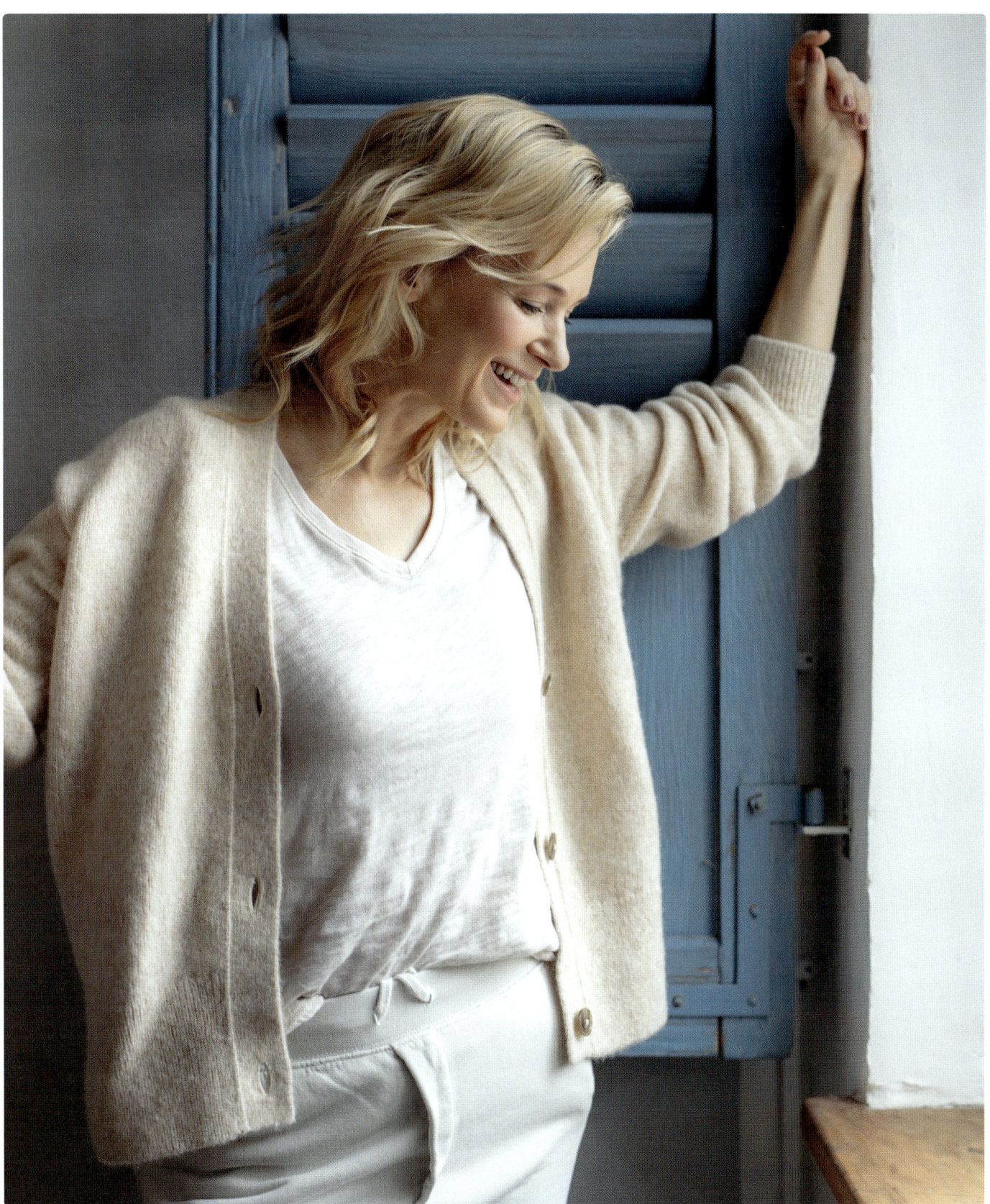

Los geht's

ATEMTEST

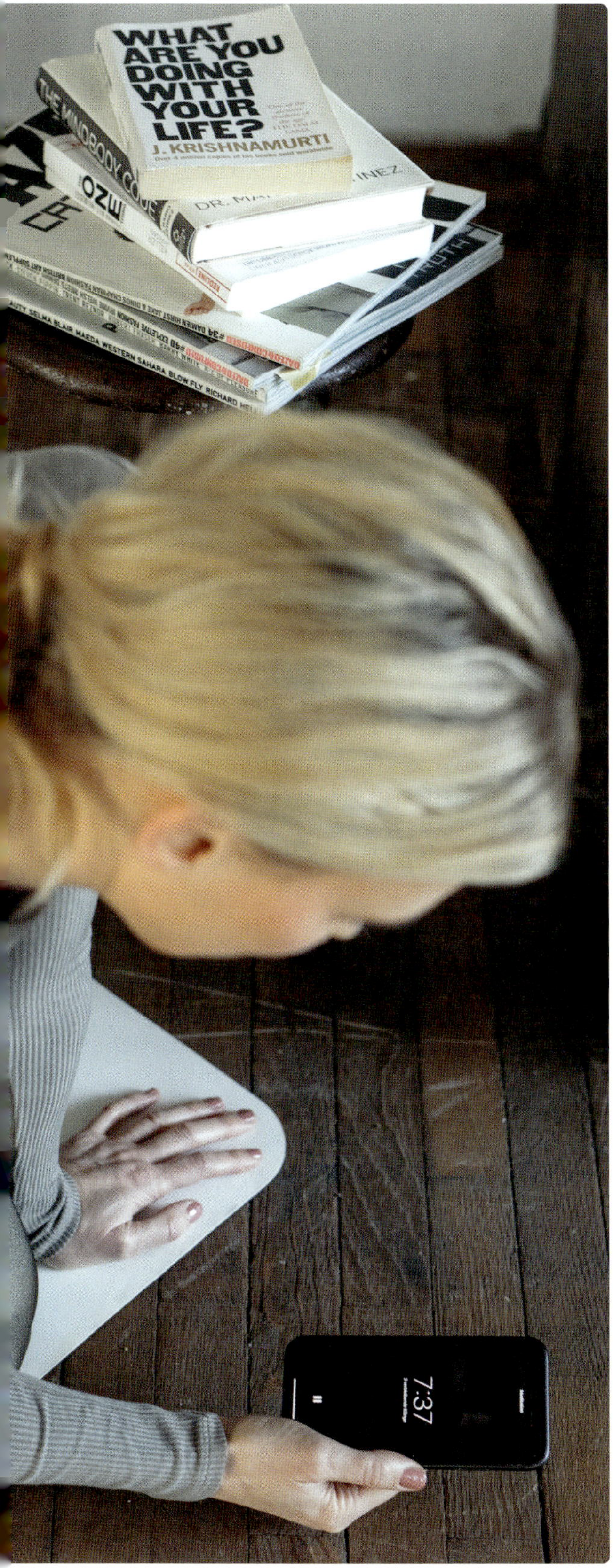

DER NUN FOLGENDE ATEMTEST ZEIGT DIR, WO DU GERADE STEHST. UND ER HILFT DIR DABEI, ÜBER DIE NÄCHSTEN WOCHEN HINWEG MESSBAR FESTZUSTELLEN, WIE SEHR DEIN ATEMMUSTER SICH IM LAUFE DES 21-TAGE-PROGRAMMS VERÄNDERN WIRD. Für diesen Test bitte ich dich, in eine bequeme sitzende Haltung zu kommen. Stell dir den Timer an deinem Smartphone oder eine beliebige Stoppuhr auf zwei Minuten. Schließe dann deine Augen. Entspann deinen Körper. Während der Timer läuft, bitte ich dich, deine Atemzüge zu zählen. Notiere dir nach Ablauf der zwei Minuten dein Ergebnis. Mache diesen Test, bevor du mit Tag 1 des Atemprogramms startest. Wiederhole den Test dann am Ende von Woche 1, am Ende von Woche 2 und noch einmal nach der finalen Woche 3.

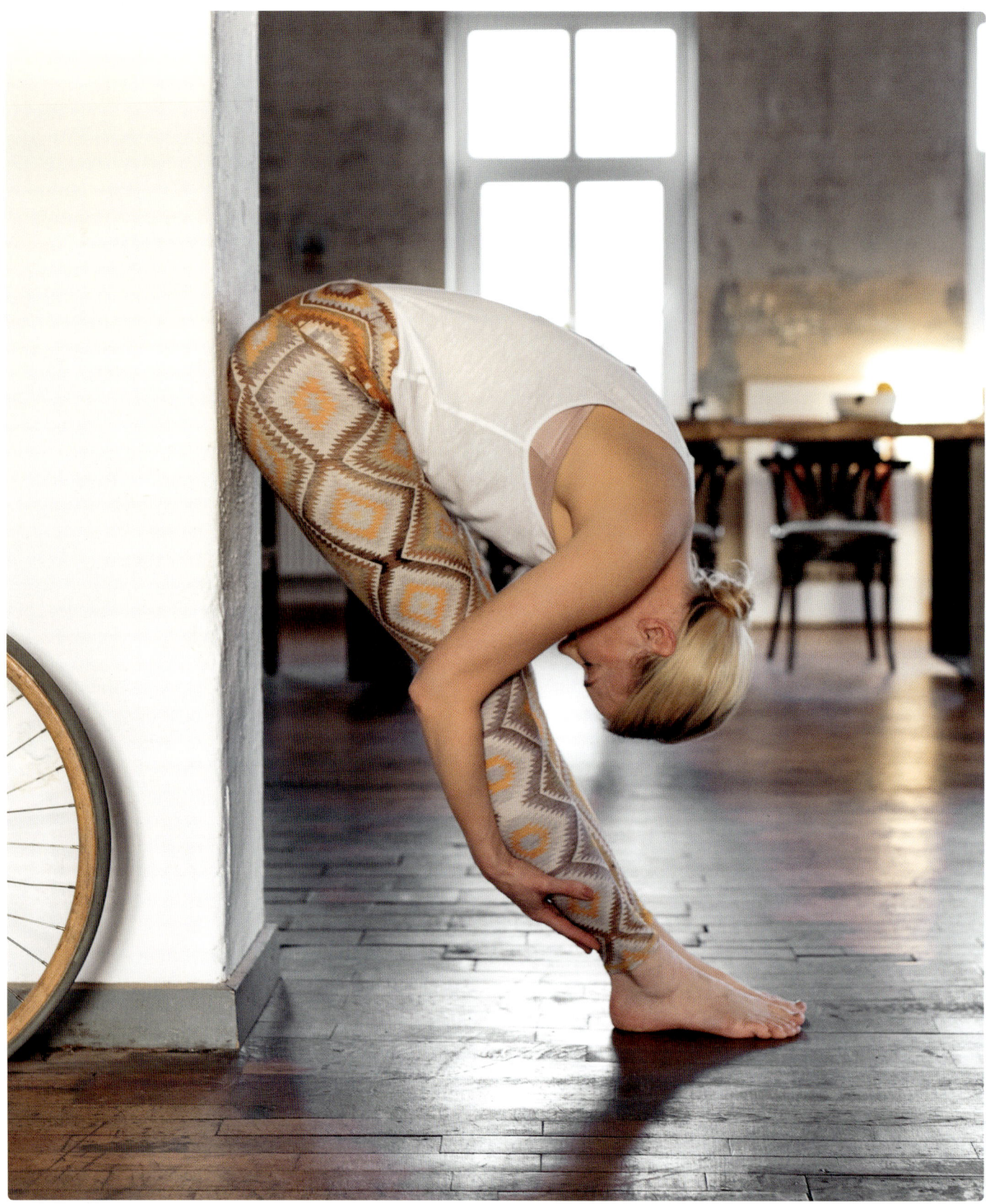

Wie schon in der Einführung erwähnt, wollen wir lernen, weniger Atemzüge zu machen, ohne dass dabei ein Gefühl von Mangel oder Atemnot in uns entsteht. Optimalerweise lernst du im Laufe der Zeit, nur noch maximal sechs bis zehn Atemzüge pro Minute zu machen.

VORBEREITUNG FÜR DIE ATEMÜBUNGEN

VOR KURZEM HABE ICH DEN SATZ GELESEN: »DU BIST, WAS DU ATMEST«. UND ICH STIMME DEM AUSSPRUCH ZU, DENN UNSERE HALTUNG (INNEN WIE AUSSEN) WIRD BEEINFLUSST VON UNSEREM ATEM, UND UMGEKEHRT BEEINFLUSST DER ATEM WIEDERUM UNSERE HALTUNG.

Um tief und vollständig atmen zu können und sich durch einen tiefen Atem optimal versorgt zu fühlen, braucht es zunächst einmal eine aufgerichtete Körperhaltung. Asanas aus dem Yoga sind eine perfekte Vorbereitung zum richtigen Atmen. Die folgenden Übungen kannst du anwenden, um den Brustkorb zu weiten und da ein Gefühl der Öffnung zu erfahren. Sie helfen dir dabei, eine aufrechte Haltung einzunehmen und dein Atemvolumen zu optimieren. Sie unterstützen dich auch dabei, für längere Zeit auf dem Boden sitzen zu können.

MANCHMAL HABEN WIR ZEIT AM MORGEN, UM UNSERE ÜBUNGEN ZU MACHEN, UND MANCHMAL PASST ES EHER ABENDS, DASS WIR ZEIT ZUM ÜBEN FINDEN. Daher habe ich für dich zwei verschiedene Sequenzen ausgesucht, die dich je nach Tageszeit unterstützen, eine optimale Vorbereitung für deine Atemsequenz zu finden.

YOGASEQUENZ AM MORGEN

Plane für diese kurze Yogasequenz etwa acht Minuten ein. Die Übungen der Morgensequenz sind dynamisch. Sie wecken dein ganzes System auf und mobilisieren deine Brustwirbelsäule für ein leichteres Atmen.

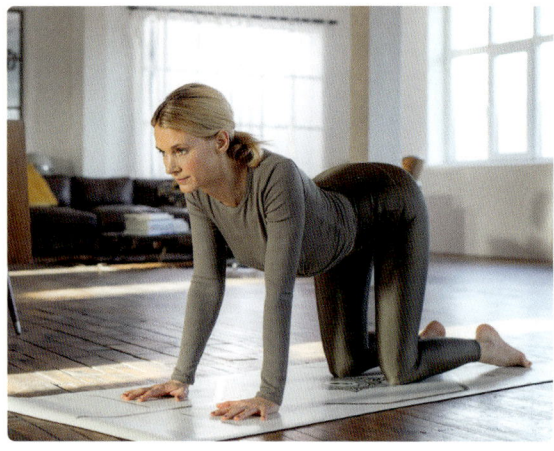

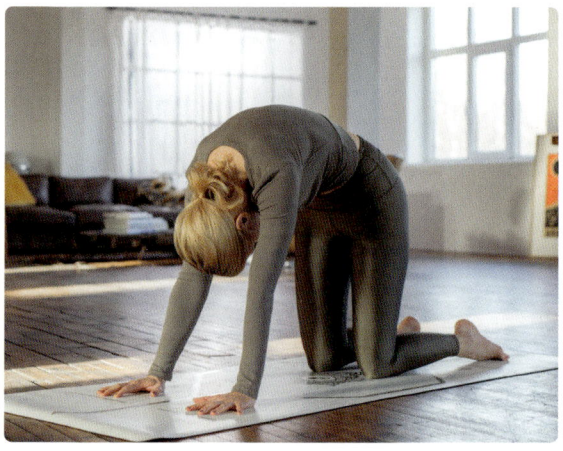

Katze-Kuh _ Platziere im Vierfüßlerstand deine Hände genau unter deinen Schultern auf der Matte und deine Knie exakt unter deinem Becken. Lasse mit der Einatmung deinen unteren Rücken etwas ins Hohlkreuz sinken, öffne deinen Brustkorb, strecke den Hals und hebe den Kopf.

Runde mit der Ausatmung deinen Rücken in die Gegenrichtung, ziehe den Bauchnabel und die komplette Vorderseite des Rumpfs zur Rückseite hin. Drücke dich für diesen Katzenbuckel aus den Knien und Händen rund nach oben, während du den Nacken entspannst und den Kopf sinken lässt.

Wiederhole diese Bewegung in Verbindung mit deinem Atem für ca. eine Minute.

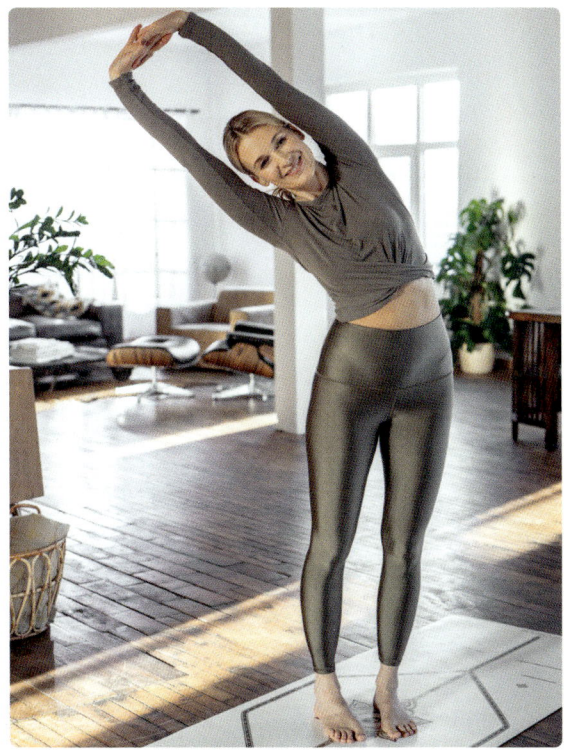
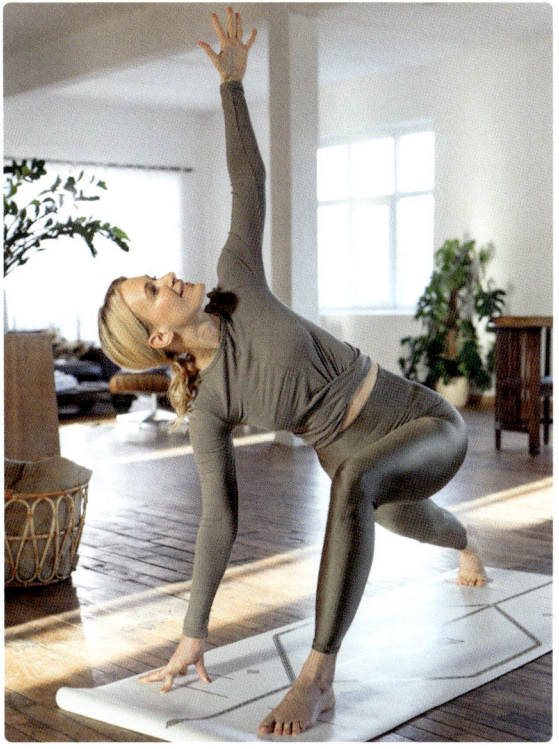

Seitliche Dehnung des Brustkorbs _
Finde einen hüftbreiten Stand, bei dem
du dein Gewicht gleichmäßig auf beide
Füße verteilst. Aktiviere die Beinmusku-
latur und richte den Oberkörper gerade
auf. Strecke die Arme aktiv nach oben
aus. Verschränke die Hände über dem
Kopf ineinander und dreh die Handinnenflächen nach oben. Fühle sowohl
die Verbindung über die Füße zum
Boden als auch über die Krone des Kopfes in den Raum, der über dir liegt.
Lehne dich ausatmend nach rechts und
bleibe da für mindestens drei Atemzüge.
Wiederhole die Übung dann genauso
lange auf der anderen Seite.

Drehung im Ausfallschritt _ Stelle im
weiten Ausfallschritt den rechten Fuß
vorne auf dem Boden auf. Deine Füße
sind hüftbreit auseinander und deine Fuß-
spitzen zeigen parallel nach vorne. Die
Hände berühren den Boden zu beiden
Seiten des vorderen Fußes. Atme ein und
strecke die hintere Ferse und die Krone
des Kopfes voneinander weg. Hebe ausatmend deinen rechten Arm hoch nach
oben. Drehe den Kopf, nimm auch den
Blick nach oben mit und dehne dich in
alle Himmelsrichtungen aus. Bleibe in dieser Position für fünf tiefe Atemzüge, bevor
du die Seite wechselst und die Übung auf
der linken Seite wiederholst.

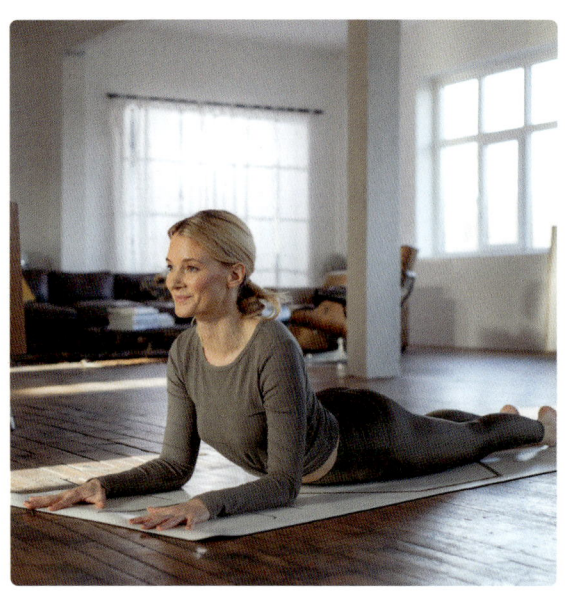 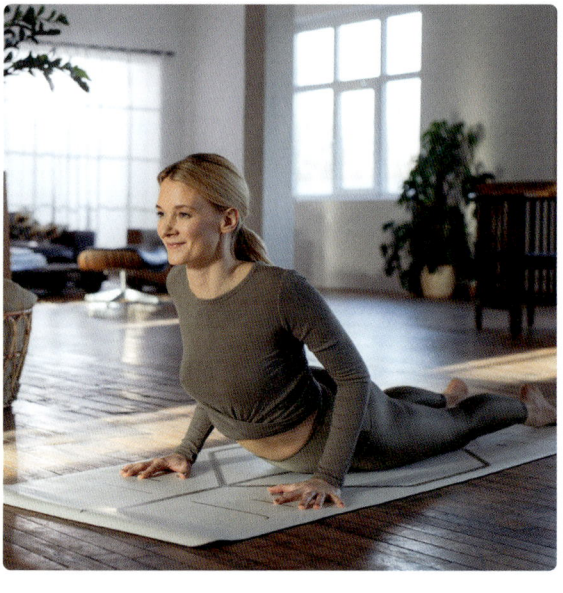

Sphinx _ Komme in die Bauchlage und platziere deine Unterarme auf dem Boden so, dass deine Ellenbogen genau unter den Schultern sind. Die Unterarme sind parallel zueinander. Drück die Fußrücken aktiv in den Boden, sodass die Beine stark sind und die Muskulatur im Po arbeitet. Verlängere deinen unteren Rücken, indem du den Bauch aktivierst, sodass das Schambein mehr in den Boden drückt und du die Belastung aus der Lendenwirbelsäule nimmst. Zieh nun die Außenseiten deiner Schultern nach hinten und schieb dein Herz nach vorne

durch. Halte die Position für mindestens fünf tiefe Atemzüge.

Kobra _ Stütze in Bauchlage deine Hände zu beiden Seiten neben deinen unteren Rippen auf. Spreize deine Finger gleichmäßig. Richte deine Beine hüftbreit aus. Alle Zehennägel drücken gleichmäßig in den Boden, um Kraft in den Beinen aufzubauen. Verlängere dein Steißbein Richtung Fersen. Ziehe den Bauchnabel leicht ein und nach oben. Halte diese Aktionen und ziehe deine

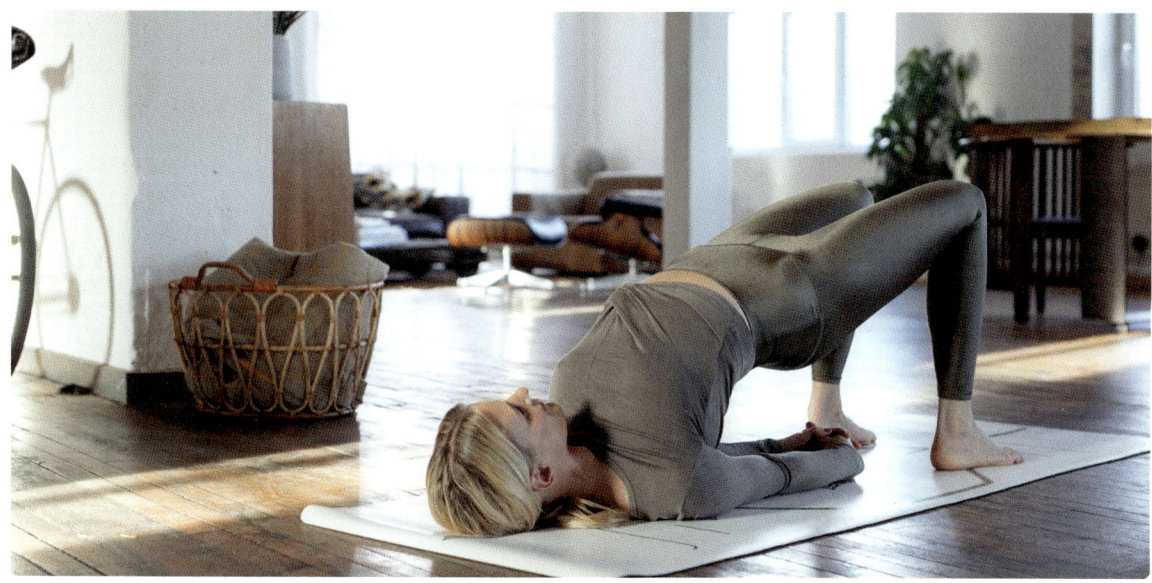

Hände, ohne sie zu bewegen, energievoll zueinander und Richtung Becken. Verlängere mit der Einatmung deinen Oberkörper nach vorne, rolle dann die Schultern nach hinten und weg von den Ohren, während du dein Brustbein weiter nach oben rundest. Lasse deinen Kopf als Letztes hochkommen. Halte diese Position für ca. eine Minute.

Brücke _ Komme in die Rückenlage. Stelle die Füße hüftbreit nah an deinem Po auf. Deine Arme liegen zu beiden Seiten deines Körpers. Atme hier tief ein. Hebe mit der Ausatmung dein Becken hoch nach oben und verschränke die Finger unter deinem Po ineinander. Rolle die Oberarme weiter nach außen und strecke die Arme lang. Wenn das Verschränken der Finger nicht gleich klappt, dann greife an die Außenseiten deiner Matte. Bleibe auch in dieser Position für ca. eine Minute und atme dabei lang und tief.

YOGASEQUENZ AM ABEND

Plane auch für diese Yogasequenz etwa acht bis zehn Minuten ein. Sie ist wesentlich ruhiger als die Morgen-Sequenz und hilft dir, die Anspannung des Tages abzubauen, langes Sitzen auf einem Stuhl auszugleichen und frische Beweglichkeit in der Wirbelsäule herzustellen. Die letzten beiden Übungen sind dazu da, deinen Brustkorb freier und offener zu machen und dein Nervensystem wieder in Balance zu bringen.

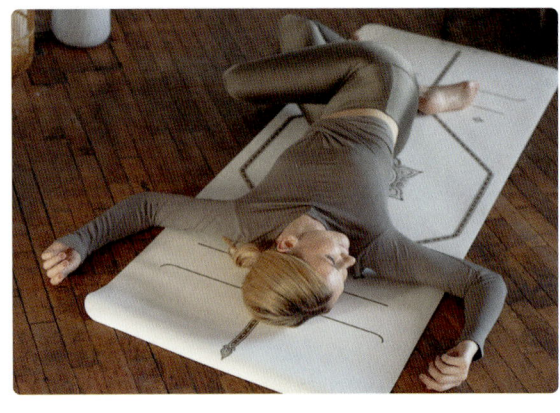

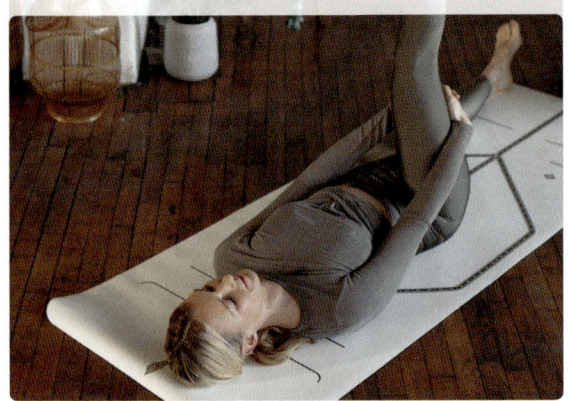

Drehung im Liegen _ Lege dich flach auf den Rücken und stelle deine Füße hüftbreit auf dem Boden auf. Lege die Arme zu beiden Seiten deines Kopfes in einem 90°-Winkel ab. Schlage deinen rechten Oberschenkel über den linken Oberschenkel. Atme hier tief ein. Führe mit der Ausatmung beide Beine nach links und lasse sie dort Richtung Boden sinken. Drehe den Kopf in die andere Richtung. Bleibe für fünf tiefe Atemzüge in dieser Position und wechsele dann zur anderen Seite.

Beindehnung im Liegen _ Lege dich mit gestreckten Beinen lang auf den Rücken. Winkele nun das rechte Bein an und greife mit beiden Händen die Rückseite des rechten Oberschenkels. Stre-

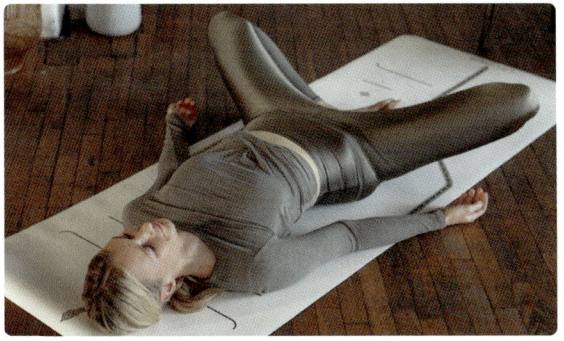

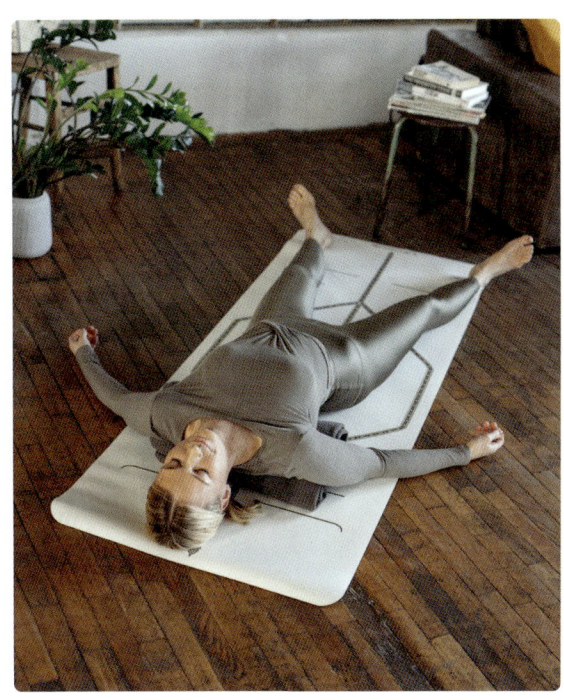

cke das rechte Bein gerade nach oben aus und bringe es langsam näher zu deinem Oberkörper. Drücke dabei den linken Oberschenkel nach unten zum Boden. Strecke aktiv alle vier Eckpunkte der Füße von dir weg. Bleibe hier für fünf Atemzüge und übe dann mit dem anderen Bein.

Liegender Winkel _ Lege dich mit deinem Rücken auf dem Boden ab. Bringe anschließend die Fußsohlen nah am Schambein zusammen und öffne die Knie nach außen. Deine Arme liegen entspannt zu beiden Seiten deines Körpers. Schließe deine Augen.

Bleibe hier für etwa zwei Minuten.

Herzöffner im Liegen _ Lege dich mit einer gerollten Decke unter deiner Brustwirbelsäule auf dem Boden ab. Platziere die Arme etwas weiter vom Körper weg mit den Handinnenflächen nach oben. Entspanne alle Muskeln und lasse deine Zehen nach außen kippen. Lasse dich in den Boden sinken und schließe die Augen. Entspanne die Gesichtsmuskulatur und dein Kiefergelenk. Bleibe hier für mindestens zwei Minuten. Genieße die Öffnung im Herzbereich.

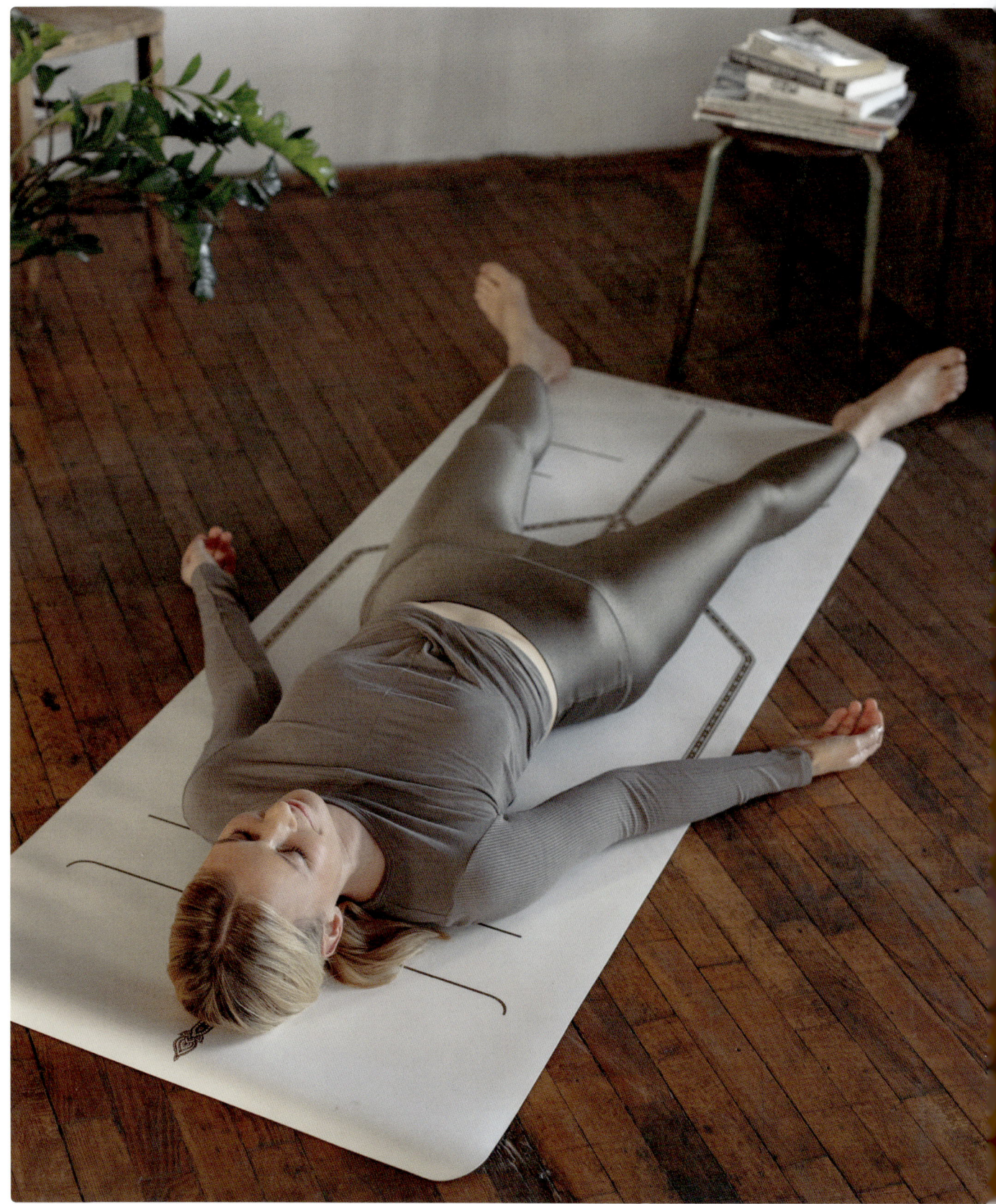

2

BODY-SCAN

Die heilsame Wirkung des Body-Scans beruht auf der Tatsache, dass Körperteile, die bewusst wahrgenommen werden, sich optimal entspannen und regenerieren können. Man sagt, dass zehn Minuten Body-Scan wesentlich erholsamer für Körper und Geist sein können als ein Stündchen Schlaf. Wer regelmäßig diese Form von Achtsamkeit praktiziert, lernt, sich schneller zu entspannen und einen bewussten Zugang zu seinem Körper zu haben, und reduziert außerdem seinen Stresslevel. JE MEHR WIR ES SCHAFFEN, UNSEREN PHYSISCHEN KÖRPER ZU ENTSPANNEN, DESTO TIEFER ATMEN WIR. In Kombination mit dem bewussten Atmen bewirkt diese Übung, in der wir achtsam durch den Körper hindurchgehen, dass wir präsent sind und ganz wach im Hier und Jetzt. *Plane für den Body-Scan etwa zehn Minuten ein.*

Anleitung für den Body-Scan

- Komm für diese Übung in eine bequeme Haltung im Liegen.

- Schließe deine Augen.

- Beobachte, wie dein Körper sich anfühlt, wie dein Geist sich anfühlt und welche Gefühle vorrangig da sind.

- Nimm dir nun noch einmal einen Moment, um den Tag Revue passieren zu lassen. Gab es irgendetwas, was deine Gefühle heute aufgewühlt hat, irgendetwas, was deinen Geist aktiviert hat?

- Und wenn da etwas in deiner Erinnerung aufsteigt und du an etwas Bestimmtes denkst, dann atme etwas tiefer, fast so, als ob du in diesen Moment hineinatmen könntest, und dann atme diesen Moment wieder aus. Lass ihn los …

- Falls es mehrere dieser Momente gab, dann nimm dir die Zeit, um jeden einzelnen loszulassen …

- Erlaube nun deinem Atem, zu kommen und zu gehen, wie er gerade da ist, ohne ihn zu beeinflussen.

- Dann bring die Aufmerksamkeit hin zu deinem Körper. Nimm wahr, wie dein Körper auf dem Boden aufliegt.

- Spüre bewusst in deine Füße. Nimm die rechte Ferse wahr, die rechte Fußsohle, die Zehen deines rechten Fußes, dein Fußgelenk. Spüre dann vom Fuß weiter zum Unterschenkel, zum Knie, zum Kniegelenk. Fühle dann zum Oberschenkel und zum Becken.

- Wandere dann mit deiner Aufmerksamkeit weiter zu deinem linken Fuß. Nimm die linke Ferse wahr, die linke Fußsohle, die Zehen deines linken Fußes, dein Fußgelenk. Spüre dann vom Fuß weiter zum Unterschenkel, zum Knie, zum Kniegelenk, zum Oberschenkel und wieder zu deinem Becken.

- Folge dann deiner Wirbelsäule vom unteren Rücken aus nach oben, zum mittleren Rücken und weiter bis in den oberen Rücken. Nimm deine Schulterblätter wahr.

- Geh mit deiner Aufmerksamkeit von der rechten Schulter weiter in den rechten Oberarm, dann weiter zum Ellenbogengelenk, zum Unterarm, dem rechten Handgelenk und den einzelnen Fingern der rechten Hand: dem Daumen, dem Zeigefinger, Mittelfinger, Ringfinger und zum kleinen Finger.

- Komm dann mit deiner Wahrnehmung zurück zu deinen Schultern. Wandere mit deiner Aufmerksamkeit von der linken Schulter weiter in den linken Oberarm, dann weiter zum Ellenbogengelenk, zum Unterarm, dem linken Handgelenk und den einzelnen Fingern der linken Hand: dem Daumen, dem Zeigefinger, Mittelfinger, Ringfinger und zum kleinen Finger.

- Bring dein Bewusstsein nun noch einmal in die Schultern. Fühl die Halswirbelsäule und schließlich deinen Kopf, wie er auf dem Boden ruht.

- Bring deine Aufmerksamkeit weiter zu deinem Gesicht. Nimm dein Kinn wahr. Spüre dann zu den Wangen und zum Mund. Nimm den Kieferbereich wahr, deine Zunge im Mund. Fühl deine Nase, deine Ohren, deine Augen in ihren Augenhöhlen, die Augenlider. Nimm deine Stirn wahr, die Kopfhaut und deine Haare bis in die Haarspitzen.

- Bring nun deine Aufmerksamkeit zu deinem gesamten Körper. Nimm alles wahr.

- Spüre deinen Atem. Nimm wahr, ob der Atem sich im Laufe des Body-Scans verändert hat.

- Atme tief ein und alles aus. Lass nun langsam wieder kleine Bewegungen im Körper passieren. Komm mit achtsamen Bewegungen zurück zum Sitzen.

DIE RICHTIGE KÖRPERHALTUNG FÜR DIE ATEMPRAXIS

Welche Haltung ist geeignet für die Atempraxis? Das Ziel ist es, gerade aufgerichtet und ruhig zu sitzen, denn erst dann ist es dir möglich, die maximale Menge an Luft in deine Lungen aufzunehmen und dein Blut optimal mit Sauerstoff anzureichern. Nimm dir also gerne ein Kissen oder Ähnliches, um dich daraufzusetzen, sodass dein Becken leicht nach vorne kippt und die unteren Lendenwirbel sich aufrichten können. Finde eine gerade Linie in deiner Sitzhaltung vom Kreuzbein bis nach oben zur Krone des Kopfes.

FÜR EIN GESUNDES SITZEN MÜSSEN WIR VERSTEHEN, DASS DIE WIRBEL-SÄULE SICH GLEICHZEITIG IN ZWEI VERSCHIEDENE RICHTUNGEN BEWEGT. Zum einen ist da die Ausrichtung von der Taille abwärts nach unten. Beeinflusst von der Schwerkraft erdet uns diese Energie. Je mehr wir also von der Taille abwärts über die untere Lendenwirbelsäule, das Kreuzbein, das Steißbein und die Sitzkno-chen Richtung Boden sinken, desto tiefer und stabiler verankern wir uns. Das pas-siert übrigens am besten und am natürlichsten, wenn du ausatmest. Genau wie ein Baum, der seine Wurzeln tief und breit in die Erde ausstrecken muss, um hoch wachsen zu können, brauchen wir die Verbindung zum Boden, um uns länger nach oben strecken zu können.

Zum anderen ist da die Bewegungsrichtung der Wirbelsäule von der Taille aufwärts nach oben für Länge und Freiheit zwischen den einzelnen Wirbeln. Je mehr wir ler-nen, mit der Schwerkraft und dem Atem zu arbeiten, entsteht auf die Dauer ein neues, gesünderes Bewegungsmuster in uns. Dieses Bewusstsein hilft uns vor allem bei den sitzenden Übungen.

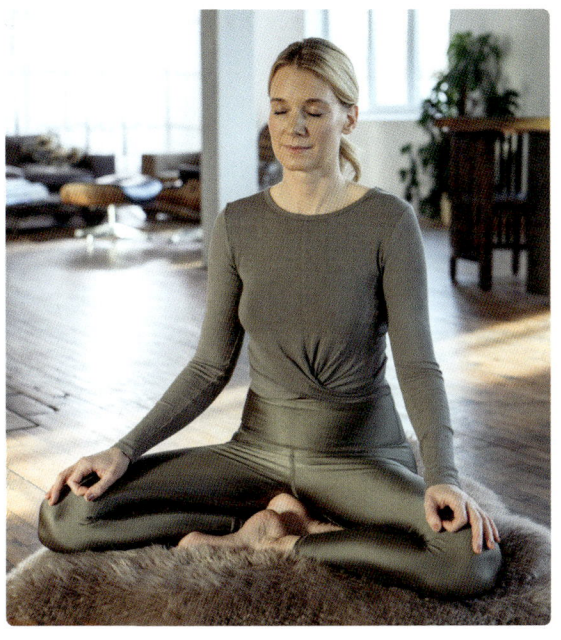 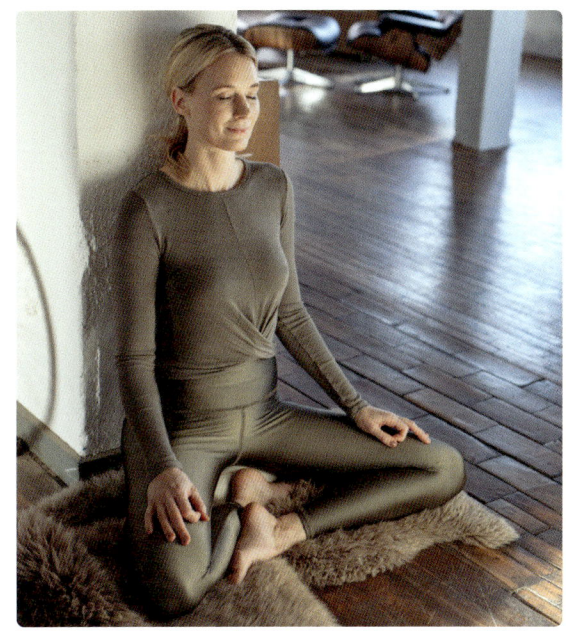

Für die Atemübungen ist es wichtig, dass du – anders als für die Meditation – dein Kinn leicht Richtung Brustkorb und nach hinten ziehst. Diese Haltung des Kopfes nennt sich im Yoga *Jalandhara Bandha* und sorgt dafür, dass der Geist sich entspannt und kein unnötiger Druck auf das Herz, die Augen oder im Inneren der Ohren entsteht.

Anfänger können sich auch an eine Wand setzen. Dabei berühren sowohl dein Becken als auch deine Schultern die Wand. Wenn es dir schwerfallen sollte, still zu sitzen, oder du zuckende Bewegungen im Körper beobachtest, dann verbringe zuerst mehr Zeit damit, Yoga-Übungen zu praktizieren, wie die in diesem Buch aufgeführten Yoga-Positionen (siehe unter Yogasequenz am Morgen oder Yogasequenz am Abend). Yoga hilft dir, die Nerven zu beruhigen und deine Lungenkapazität zu entwickeln.

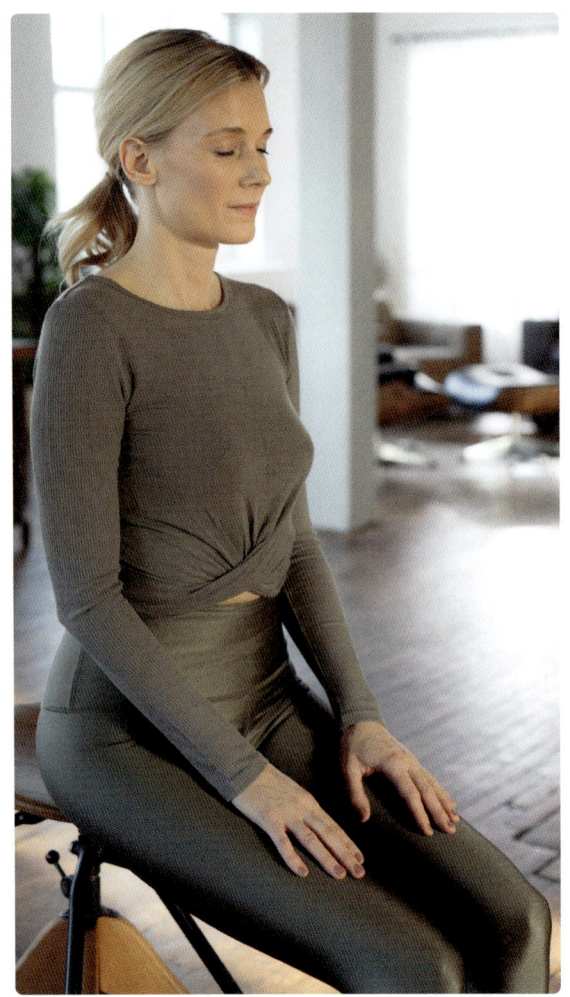

Wenn es dir unmöglich ist, auf dem Boden zu sitzen, dann kannst du auch auf einem Stuhl Platz nehmen. Achte hierbei darauf, dass deine Fußsohlen hüftbreit auf dem Boden aufsetzen und die Oberschenkel parallel zueinander ausgerichtet sind.

Einige Atemübungen finden im Liegen statt. Lege dich dafür bequem auf eine Decke oder auf deine Yoga-Matte. Falte außerdem eine Decke und lege sie unter deinen Kopf, sodass dein Kinn sich, wie im Sitzen, etwas Richtung Brustkorb bewegt. Falls du Beschwerden im unteren Rücken hast, kannst du dir auch gerne ein Bolster unter die Beine legen. In manchen Atemübungen gebe ich auch an, dass du ein Bolster unter deinem Brustkorb verwenden sollst, um tiefer atmen zu können.

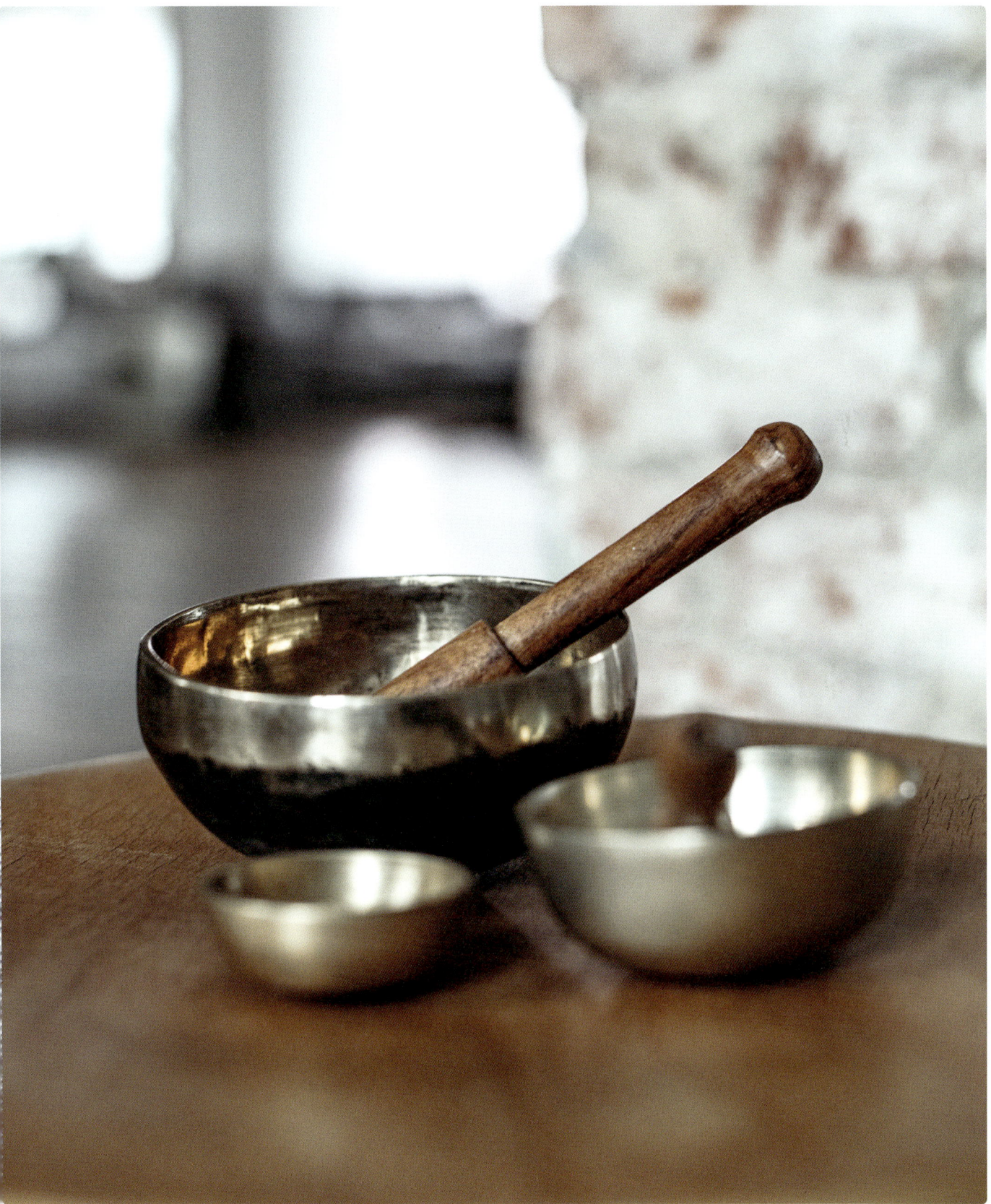

dein
Atemprogramm

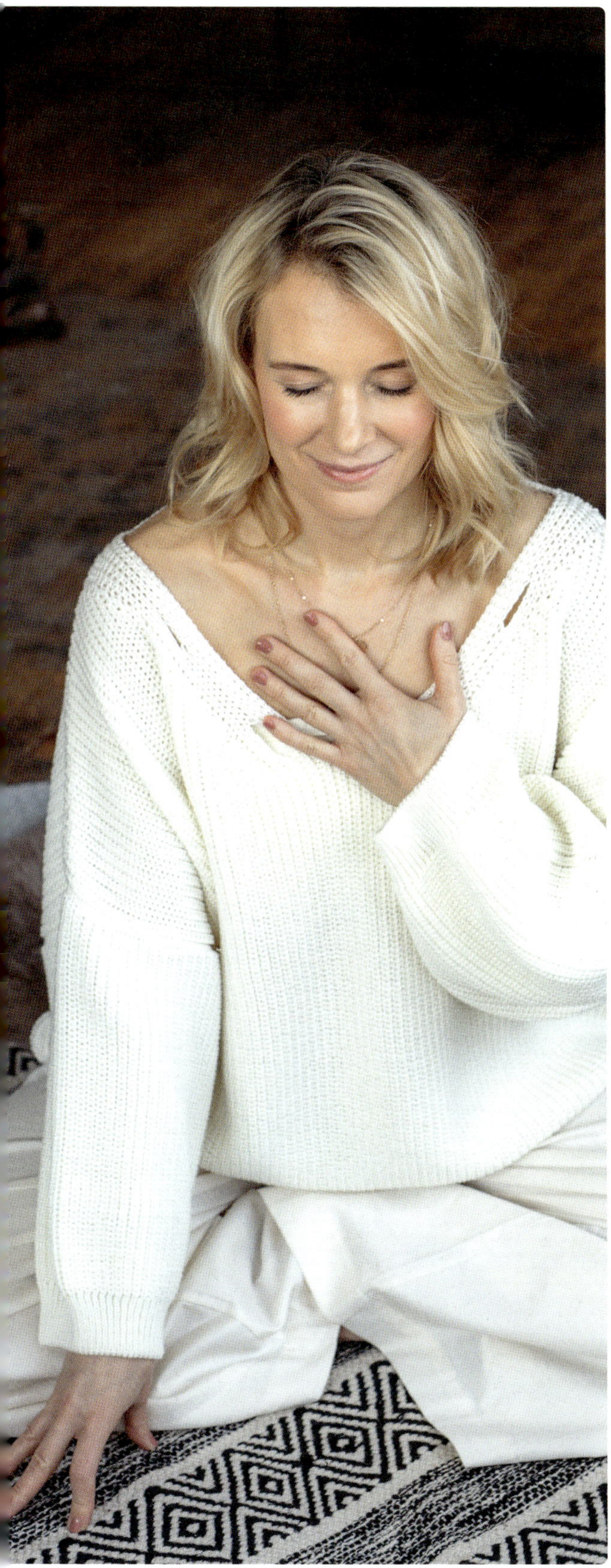

WOCHE 1: VERBINDUNG SCHAFFEN

NUN KANN ES LOSGEHEN! TAG FÜR TAG ERWARTET DICH JETZT EINE NEUE ATEMÜBUNG. Du kannst dabei den Anleitungen im Buch folgen oder ganz einfach per QR-Code die Audiodatei passend zur Übung abrufen. Im Laufe dieser ersten sieben Tage lernst du zunächst verschiedene Atempraktiken kennen, die dir die einzelnen Aspekte und Bereiche deiner Atmung näherbringen und dann zusammenfügt werden.

DU LERNST, BEWUSST MIT DEM ZWERCHFELL ZU ATMEN, DIE RIPPEN-ATMUNG ODER AUCH NUR DIE NASEN-BRUSTKORB-ATMUNG ZU BE-NUTZEN. Das Verständnis für die einzelnen Bereiche hilft dir, diese zuerst zu isolieren und dann ganz bewusst zu integrieren, um vollständiger und bewusster zu atmen.

Das Ziel dieser Woche ist es aber nicht nur, die physischen Aspekte der Atmung zu erfahren, sondern vor allem, in die Verbindung mit dir selbst zu kommen. HÄUFIG SIND WIR NUR MIT UNSEREM DENKEN VERBUNDEN UND LASSEN UNSEREN KOPF UNSERE REALITÄT BESTIMMEN. Statt im Kopf und im Denken zu verweilen, schaffen diese Übungen der ersten Woche ein tieferes Bewusstsein für dich und deinen Körper. Das hat etwas sehr Erdendes und Beruhigendes.

Erreichen kannst du diese Verbindung, indem du achtsam und aufmerksam bleibst für die Atemübungen, und zwar für die ganze Dauer, also von der Vorbereitung, über die Durchführung bis hin zu den Empfindungen, die du währenddessen und danach hast.

DA WIR NICHT GLEICHZEITIG ÜBER ETWAS NACHDENKEN UND PRÄSENT IM MOMENT SEIN KÖNNEN, ENTSCHEIDEN WIR UNS DURCH DAS BEWUSSTE ATMEN DAFÜR, GEGENWÄRTIG ZU BLEIBEN. Denn auch wenn wir glauben, multitaskingfähig zu sein, könnte man das eher eine Begabung zum Switchtasking nennen, also einem schnellen hin- und hereilen zwischen zwei oder mehreren Aktivitäten. Das schafft eine enorme innere Unruhe.

ACHTSAMKEIT BEDEUTET AUCH, DASS WIR VORRANGIG BEOBACHTENDE SIND, DIE DAS GANZE WAHRNEHMEN, OHNE EIGENE INTERPRETATIONEN UND BEURTEILUNGEN MIT DAZUZUGEBEN. Das ist gar nicht so einfach, denn der Geist brabbelt uns unentwegt voll. Das fühlt sich oft so an wie eine Art Kommentator, der die ganze Zeit in unserem Kopf alles und jeden kommentiert. Man muss sich also immer wieder bewusst dazu entscheiden, nicht der Kette von aufeinanderfolgenden Gedanken zu folgen, um vielmehr wach für das zu bleiben, was gerade passiert, was man wahrnimmt und was man fühlt.

Die Versuchung, ständig abzudriften ins Denken oder Träumen, ist, wie wir wissen, mehr als verlockend. Wer kennt es nicht, das Rumgedöse im Bett morgens, bevor man wirklich wach und präsent ist und ins Tun kommt. Ein Zustand, in dem man manchmal wirklich ewig verweilen könnte.

ABER AUCH DAS IN-DER-PRÄSENZ-BLEIBEN IST NUR EINE FRAGE DER ÜBUNG. Achtsamkeit lässt sich durch ein wiederholtes und beständiges Praktizieren über einen gewissen Zeitraum erreichen. Tag für Tag wirst du so sensibler für dich selbst, und zwar für alle Ebenen, die dich ausmachen, nicht nur für deine Gedanken, sondern auch für deine Gefühle, deinen Körper und dein tieferes Bewusstsein.

Wann immer du dich dabei ertappst, dass du ins Denken, Träumen, Analysieren oder Bewerten kommst während der Übungen, führe dein Bewusstsein zurück zu deiner Atemübung. DAS PROZEDERE ÄHNELT DEM UMGANG MIT EINEM KLEINEN HUNDEWELPEN, DEN MAN TRAINIE-REN MÖCHTE. Auch dem Welpen wird,

ebenso wie deinem Geist, jede Ablen-kung willkommen sein. Er wird ihr hinter-herlaufen, denn er ist neugierig und verspielt. Du musst ihn deshalb liebevoll, aber bestimmt zurückführen zu dem, was er gerade lernen soll.

Einige der Atemübungen werden dir sehr einfach vorkommen. Worauf es an-kommt, ist, dass du bewusst für die komplette Zeit der Übung mit deiner Aufmerksamkeit bei deinem Atem bleibst. Und vor allem ist es wichtig, dass du diese Übungen regelmäßig praktizierst. DIR VORZUSTELLEN, DASS DIE ATEMPRAXIS SO ETWAS IST WIE DER AUFBAU EINER LIEBESBEZIE-HUNG MIT DIR SELBST, KANN DICH SEHR DARIN UNTERSTÜTZEN. Wenn du dir nur hin und wieder ein paar Minu-ten für deine wahre Essenz – und in die-sem Fall vor allem über den Kontakt mit deinem Atem – nimmst, dann wirst du dich nie richtig kennenlernen. Es wäre wie ein sporadisches Speed-Dating hier und da. Wie viel kann man wirklich über jemanden in wenigen Minuten erfahren?

Beziehungen vertiefen sich über die Länge der Zeit, die wir bewusst miteinander verbringen. Das gilt auch für die Beziehung mit uns selbst. Immer wieder aufs Neue hast du die Möglichkeit, dich nicht nur besser kennenzulernen, sondern dich mithilfe deines Atems auch tiefer mit deinem Wesen zu verbinden.

NIMM DIR ALSO TAG FÜR TAG ZEIT FÜR DIE EINZELNEN ÜBUNGEN, DIE LANGSAM UND GEZIELT AUFEINANDER AUFBAUEN.

Die Yogaübungen oder der Body-Scan sind eine perfekte Vorbereitung für dich und deine Atemübungen. Du kannst aber auch an Tagen, an denen du wenig Zeit hast, direkt mit deiner Atemübung starten. Wenn dir die Dauer der Atemübung am Anfang zu lang ist, dann kürze sie etwas ab und notiere dir, was du verändert hast. Komme später noch einmal zu der Übung zurück und schau, ob es dir nach und nach leichter fällt, länger in den Übungen zu verweilen.

Den besonderen Shift, den wir in dieser ersten Woche vor allem vollziehen wollen, ist der Wechsel von einer Art des Atmens, die wir gewöhnt sind, nämlich dass wir den Atem »empfangen«, weil wir ja nicht darüber nachdenken müssen, hin zu einem bewussten »Nehmen« des Atems, indem wir die Nasenflügel für die Einatmung bewusst weiten und für die Ausatmung wieder entspannen. Diese aktive Einnahme von Luft macht die Atmung leicht, harmonisch und ausgeglichen.

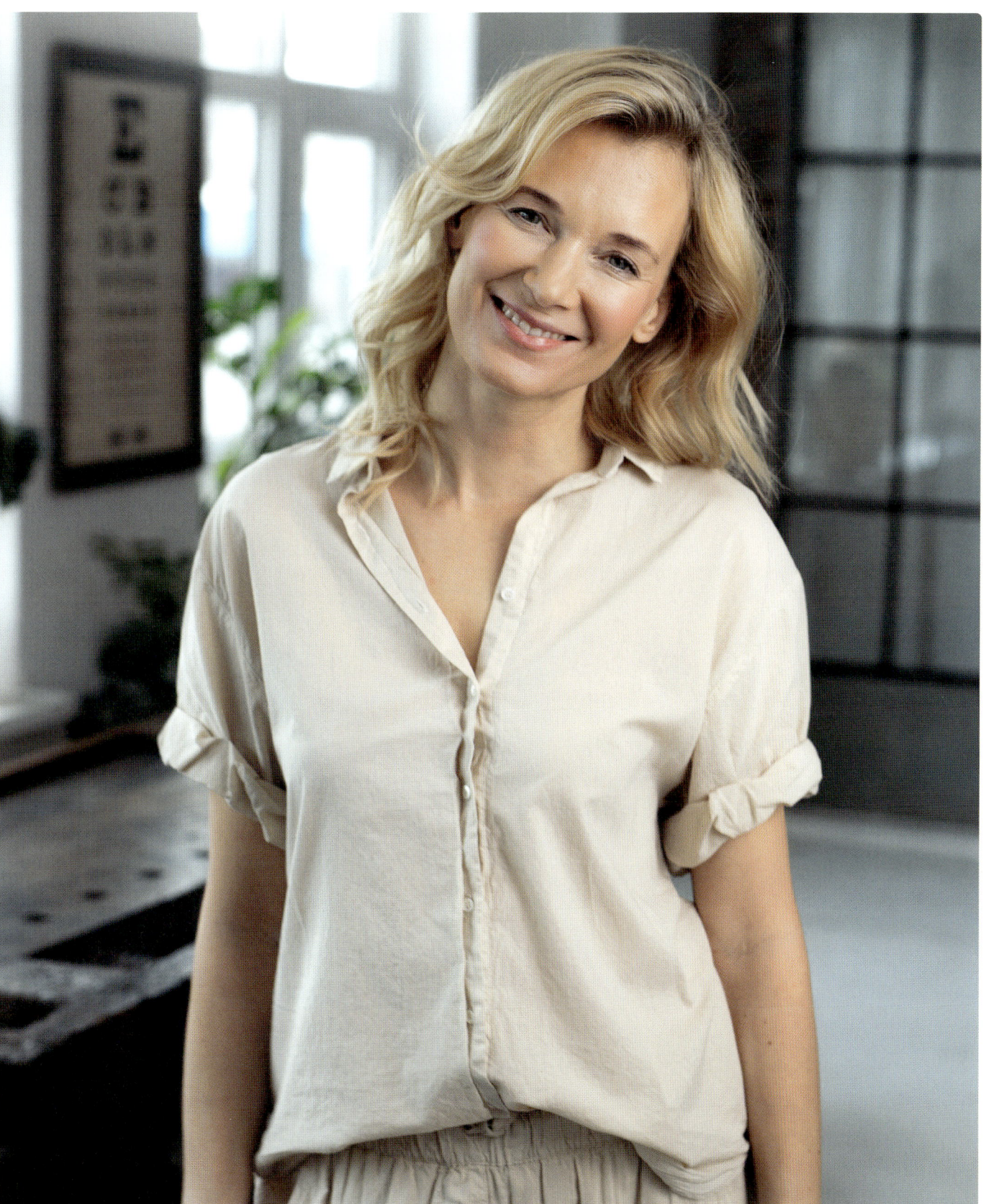

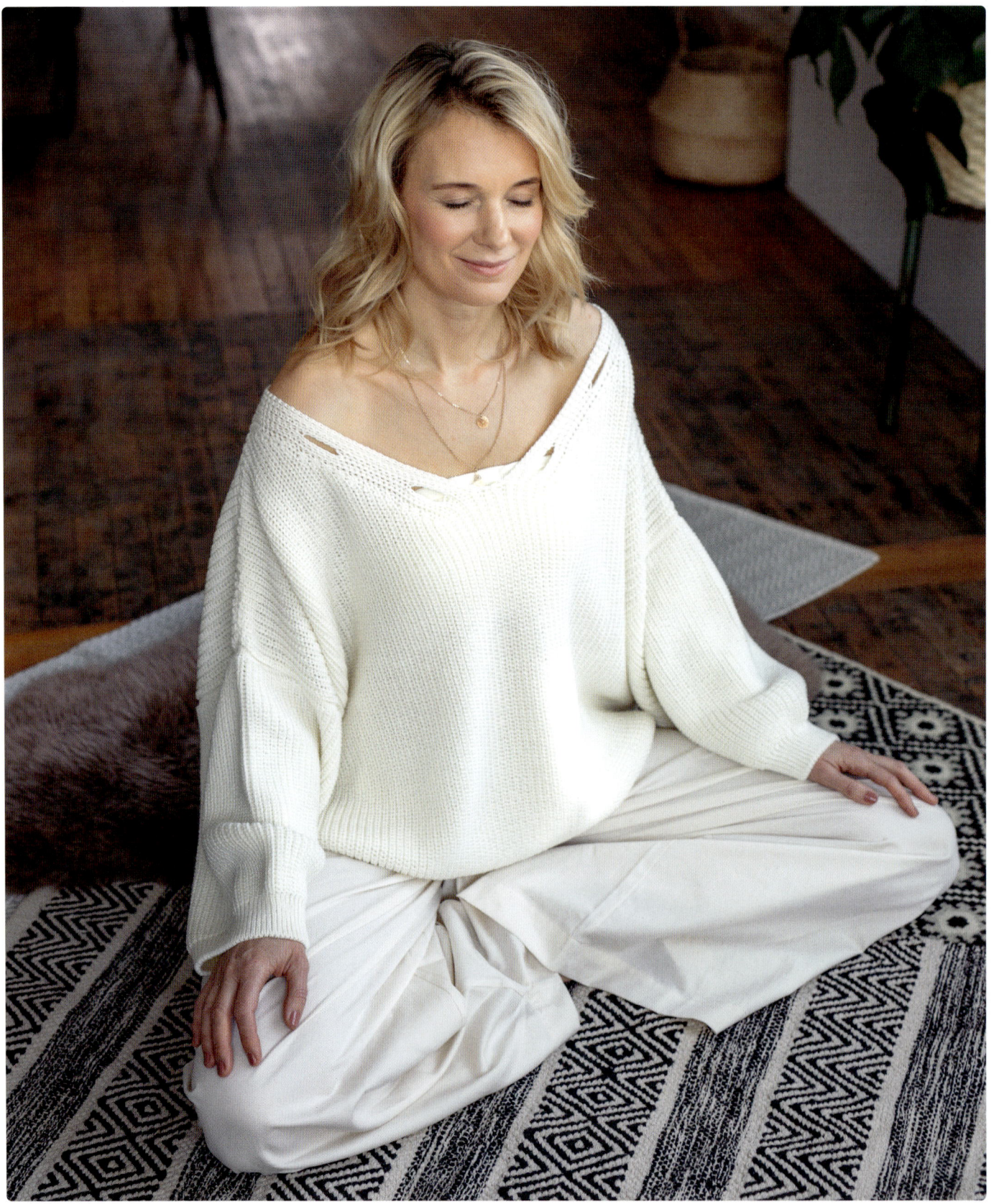

TAG 1 _ ATEM-ACHTSAMKEITSÜBUNG

Diese Übung schafft Bewusstsein für den Atemprozess und die Integration der verschiedenen Aspekte, die involviert sind beim Atmen. Sie hilft dem Geist dabei, sich zu fokussieren.

1. Beginne mit dem Body-Scan im Liegen als Warm-up.
2. Stell denTimer auf fünf Minuten und komm in eine bequeme sitzende Haltung.
3. Entspanne deinen ganzen Körper. Lass deinen Unterkiefer etwas tiefer sinken.
4. Bring dann deine Aufmerksamkeit zu deinem Atem. Beobachte ihn, ohne ihn zu verändern.
5. Nimm wahr, wie der Atem über die Nase ein- und ausfließt.
6. Beobachte, was sich alles im Körper durch den Atem bewegt: dein Brustkorb, deine Rippen, dein Bauch, auch die Bereiche auf der Rückseite deines Körpers.
7. Folge mit deiner Aufmerksamkeit der Bewegung des Atems, während er einströmt, durch deine Nase, den Rachen und Hals bis in die Lungen.
8. Folge mit deiner Aufmerksamkeit der Bewegung des Atems und nimm bewusst den Weg wahr, den er nimmt, wenn er wieder ausströmt.
9. Beobachte jetzt den Übergang von der Einatmung zur Ausatmung und umgekehrt. Es gibt da jeweils eine kleine Pause, bevor der Atem einströmt bzw. wenn der Atem deinen Körper wieder verlässt.
10. Bring nun deine Aufmerksamkeit hin zu dem kompletten Atemzyklus. Finde einen gleichmäßigen Flow für die Ein- und Ausatmung.
11. Bleib in dieser Weise bei deinem Atem, bis der Timer ertönt.
12. Nimm dir einen Moment, um zu beobachten, wie du dich fühlst.

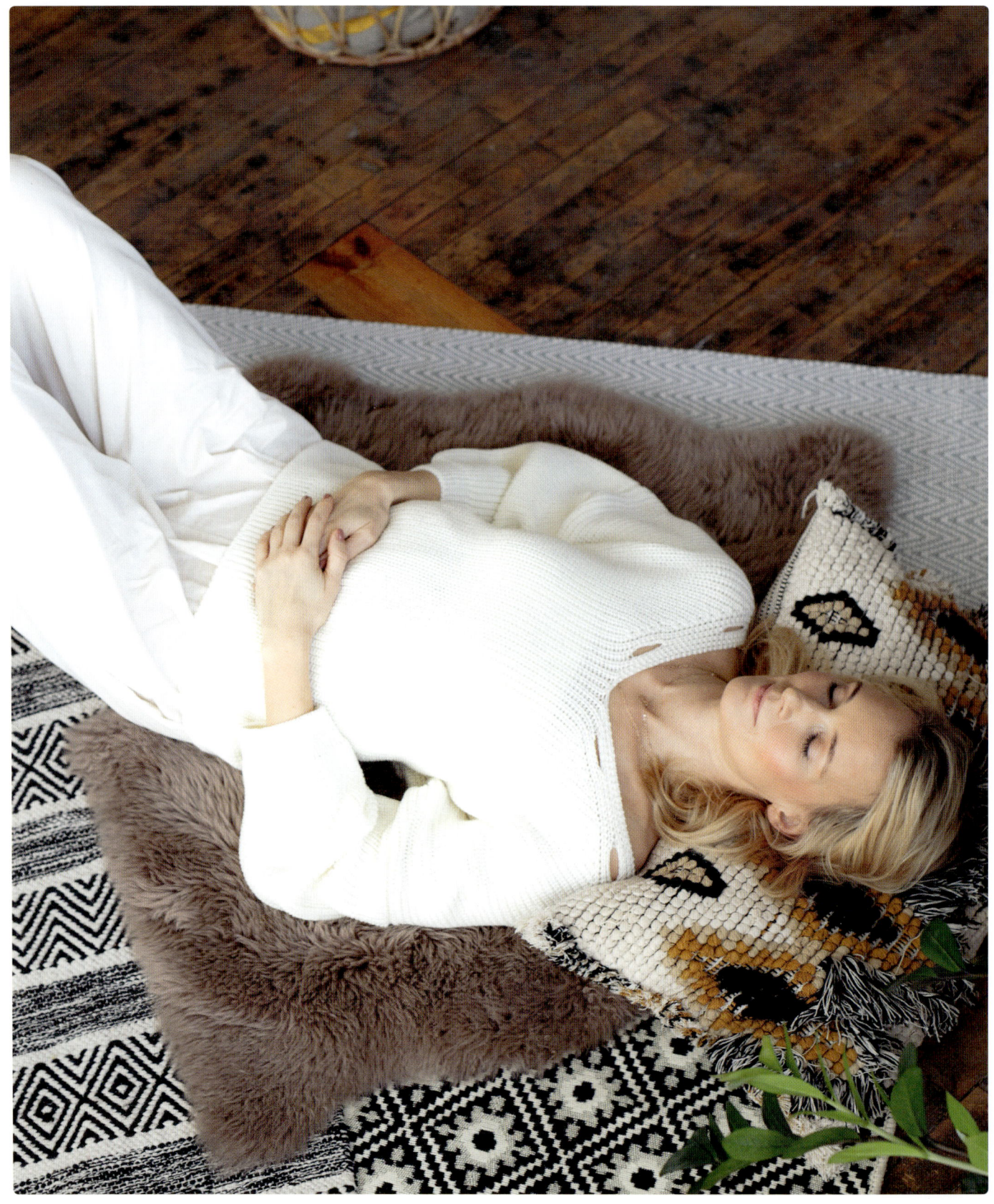

TAG 2 _ BAUCHATMUNG

Bei dieser Übung mobilisierst du die Bewegung des Zwerchfells. Die Bauchatmung trägt ganz allgemein zur Beruhigung und zum Stressabbau bei.

1. Beginne mit einer der beiden oben vorgeschlagenen Yogasequenzen oder mit deiner eigenen Yogapraxis als Warm-up.
2. Stell dir deinen Timer auf fünf Minuten.
3. Komm in eine bequeme liegende Haltung mit aufgestellten Beinen.
4. Entspanne deinen ganzen Körper. Lass deinen Unterkiefer entspannt etwas tiefer sinken.
5. Bring dann deine Aufmerksamkeit zu deinem Atem. Beobachte ihn für drei Atemzüge, ohne ihn zu verändern.
6. Leg deine Hände auf den Bauch. Atme ein in deine Hände, sodass sich der Bauch mit der Einatmung in deine Handinnenflächen hervorwölbt. Und lass zu, dass sich deine Bauchdecke mit der Ausatmung langsam wieder absenkt.
7. Bleib in dieser Weise bei deinem Atem, bis der Timer ertönt.
8. Komm langsam aus der liegenden Haltung hoch ins Sitzen. Nimm dir einen Moment, um zu beobachten, wie du dich fühlst.

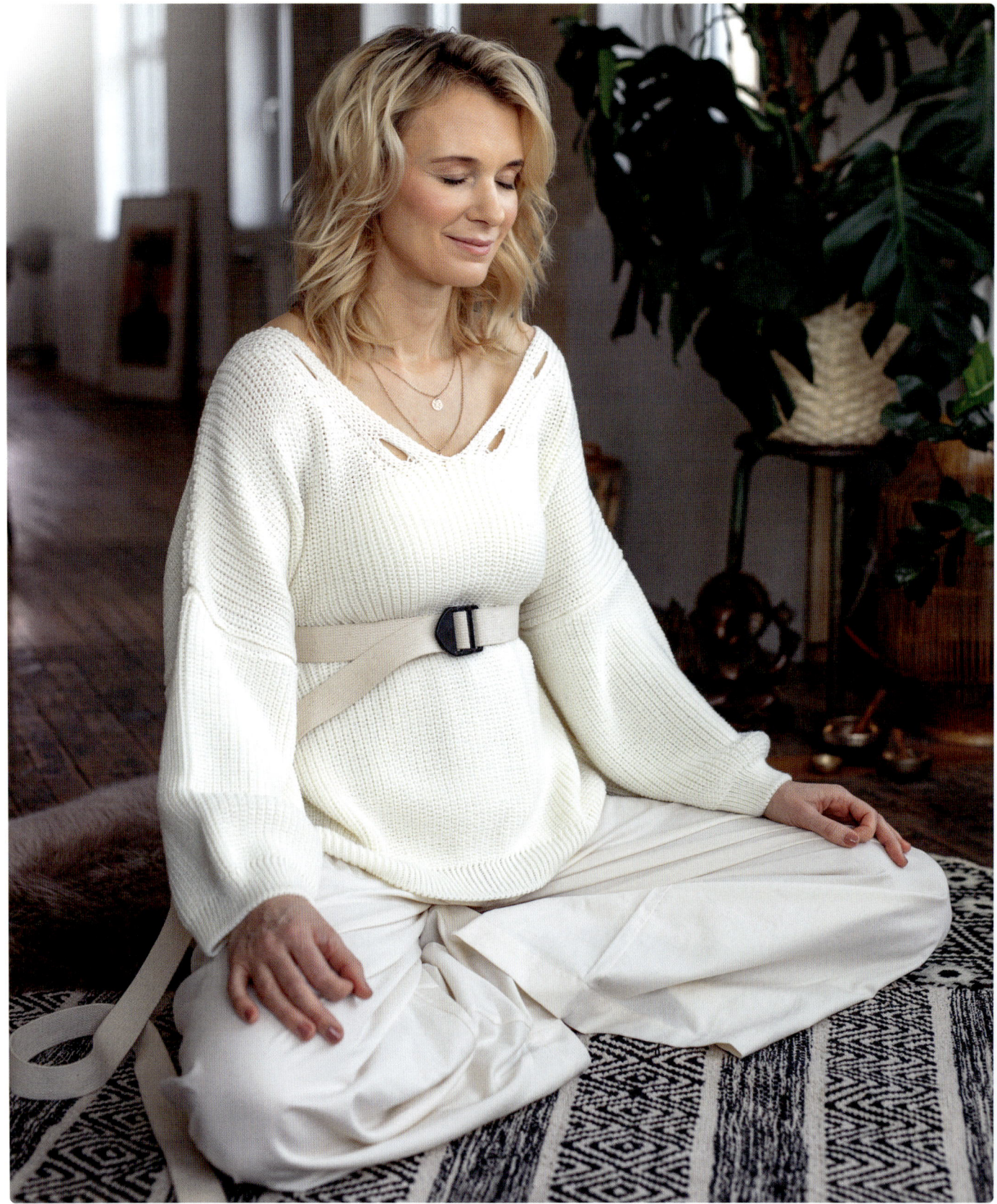

TAG 3 _ RIPPENATMUNG

Die Rippenatmung mobilisiert den Brustkorb. Sie wirkt stimulierend und energetisierend für den ganzen Organismus. Für diese Übung brauchst du zusätzlich einen Yogagurt als Hilfsmittel.

1. Beginne mit der Yogapraxis als Warm-up.
2. Stell dir deinen Timer auf fünf Minuten.
3. Komm in eine bequeme sitzende Haltung und befestige den Yogagurt um deinen Brustkorb.
4. Aktiviere deine Bauchmuskulatur etwas, um deinen Bauch einzuziehen, während du mit der Einatmung in deine mittleren Rippen atmest, um sie zu den Seiten hin zu weiten. Fühle wie der Gurt sich dabei spannt.
5. Halte den Bauch leicht eingezogen und atme wieder aus. Nimm wahr, wie die Spannung am Gurt mit der Ausatmung weicht.
6. Wiederhole diese Übung mit dem Gurt für die nächsten fünf Minuten. Mit konstant leicht eingezogenem Bauch atmest du in die Gegend deiner mittleren Rippen.
7. Wenn der Timer erklingt, löst du den Gurt. Entspann deinen Bauch und spüre für einen Moment nach.

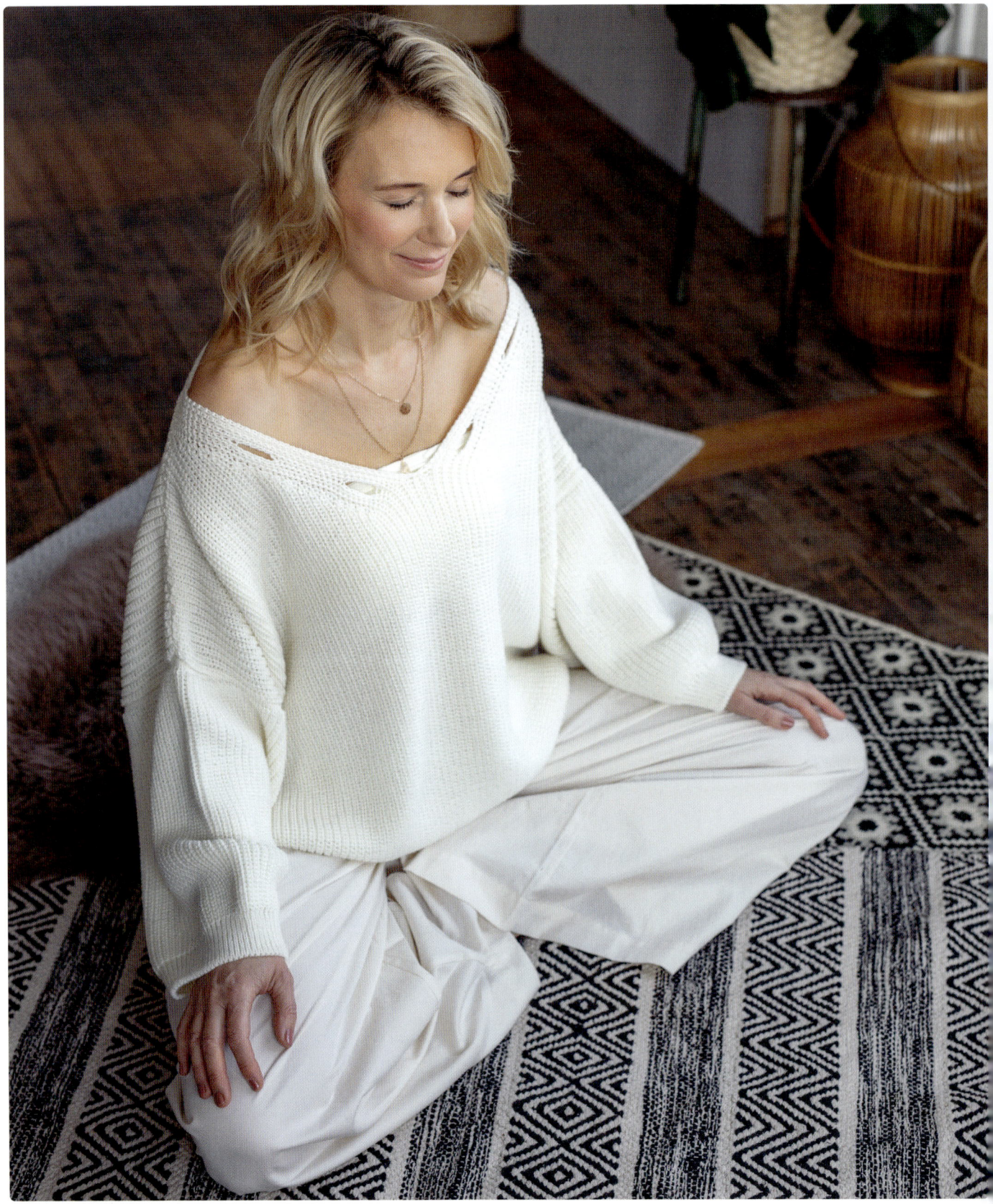

 ## TAG 4 _ NASEN-BRUSTKORB-ATMUNG

Diese Atmung schärft die Sensibilität und die Konzentration. Außerdem öffnet sie den Brustkorb und schafft einen besseren Zugang zum Fühlen.

1. Beginne mit der Yogapraxis als Warm-up.
2. Stell dir deinen Timer auf sechs Minuten.
3. Komm in eine bequeme sitzende Haltung.
4. Schließe die Augen und beobachte, wie der Atem über die Nase ein- und ausfließt. Nimm dabei besonders Empfindungen wie Kälte und Wärme wahr. Wenn du einatmest, ist der Luftstrom, der durch die Nase einströmt, ganz kühl, während der Luftstrom, den du ausatmest, ganz warm ist. Nimm dir dafür einige Augenblicke Zeit.
5. Fühle dann, wie sich, während der Atem durch die Nase einströmt, der obere Brustkorb hebt und senkt. Nimm auch wahr, wie dein Brustbein sich mit der Einatmung hebt und mit der Ausatmung wieder flacher wird.
6. Bleib bei dieser Form der Atmung, bis der Timer ertönt.
7. Nimm dir einen Moment, um zu beobachten, wie du dich fühlst.

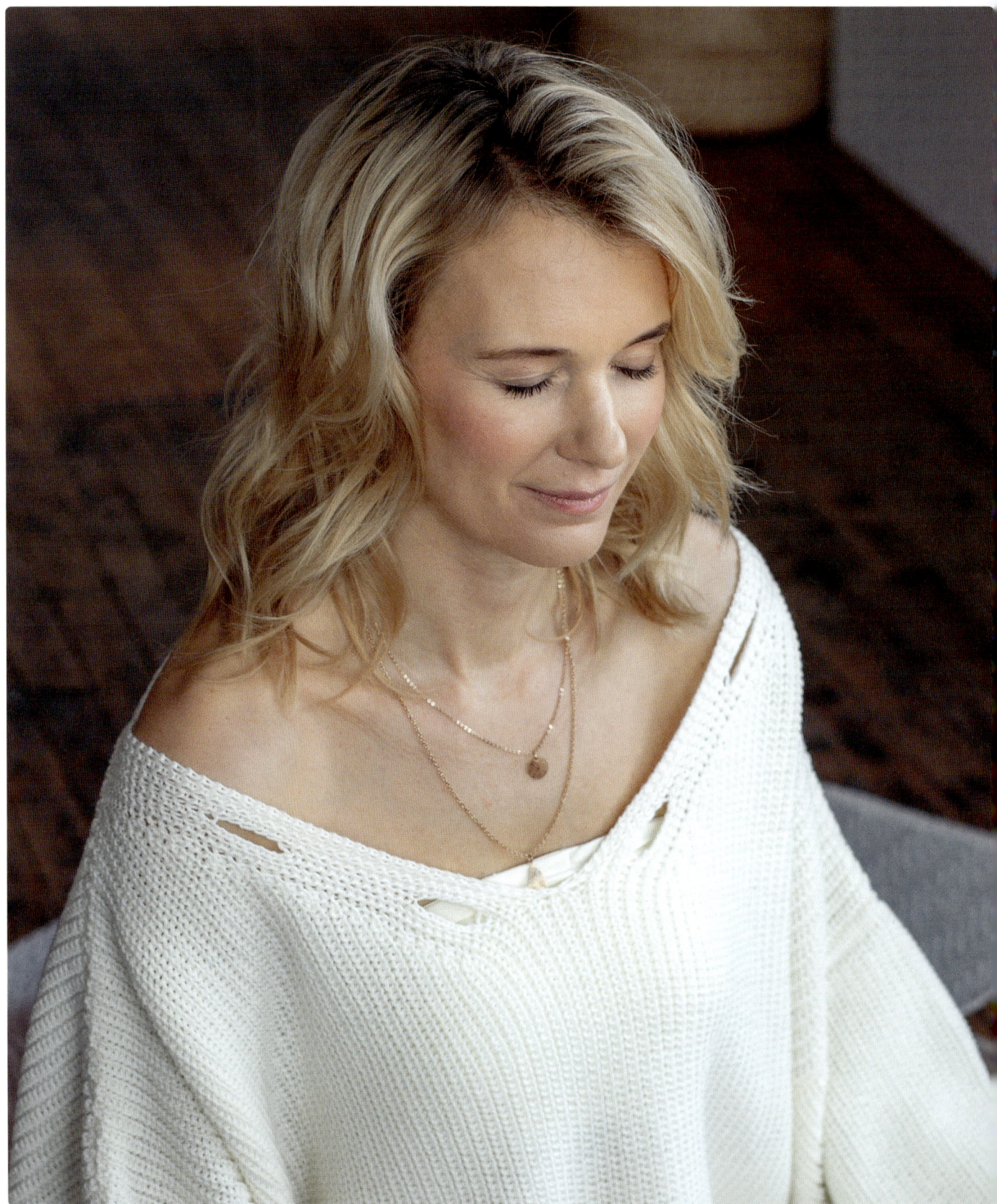

TAG 5 _ DEN ATEM ZURÜCKHALTEN *(ANTARA KUMBHAKA)*

Die heutige Übung verbessert die Sauerstoffversorgung deiner Organe und vergrößert die Kapazität deiner Lungen. Es ist, wie auch die noch folgenden Übungen in
dieser Woche, eine der klassischen Atemtechniken aus dem Yoga, den Pranayamas.

1. Beginne mit der Yogapraxis oder dem Body-Scan als Warm-up.

2. Stell den Timer auf acht Minuten und komm in eine bequeme sitzende Haltung.

3. Entspanne deinen Körper. Lass deinen Unterkiefer ein wenig tiefer sinken.

4. Bring deine Aufmerksamkeit zu deinem Atem. Beobachte ihn, ohne ihn zu
   verändern, wie du es schon bei der Atem-Achtsamkeitsübung gelernt hast.
   Beobachte dafür das Ein- und Ausströmen des Atems. Beobachte, wie der
   Atem sich durch deinen Körper bewegt, und nimm auch ganz bewusst die
   Übergänge von der Ein- zur Ausatmung wahr – und umgekehrt.

5. Bleib dann bewusst bei dem Übergang von der Einatmung zur Ausatmung
   und halte nach dem Einatmen hier für einige Augenblicke den Atem an.
   Verlängere dadurch die Pause, bis die Ausatmung einsetzt. Sei spielerisch
   dabei. Achte darauf, dass du dich dabei nicht anspannst oder fest wirst.
   Es ist wichtig, dabei entspannt und locker zu bleiben und das Anhalten
   des Atems zu etwas Intuitivem und Instinktivem werden zu lassen, statt
   dass es aufgesetzt oder gar bedrohlich wirkt.

6. Wenn du merkst, dass es dich zu sehr anstrengt, dann komm zurück zum
   entspannten Ein- und Ausatmen ohne Pause dazwischen. Beginne nach
   einer Weile dann langsam wieder, die Pause nach der Einatmung einzubauen.

7. Bleib bei der Übung, bis der Timer ertönt. Leg dich dann für einige Momente hin und entspann dich.

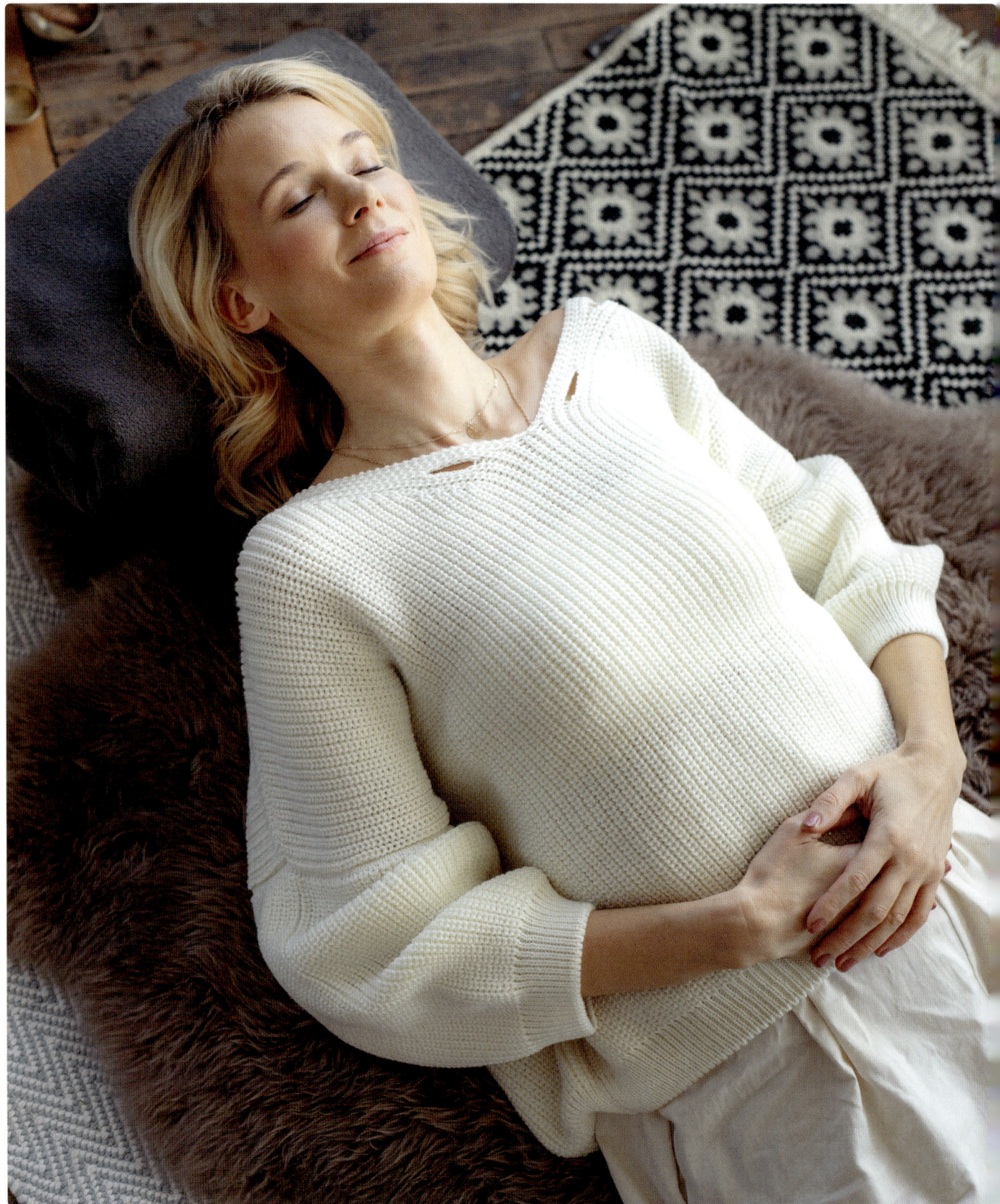

 **TAG 6 _ VOLLSTÄNDIGE ATMUNG** *(DIRGHA PRANAYAMA)*

Diese Atemübung führt dich zu deiner maximalen Atemkapazität. Lege dir ein extra Kissen oder ein Bolster für diese Übung bereit.

1. Beginne mit der Yogapraxis oder dem Body-Scan als Warm-up.

2. Stell dir deinen Timer auf acht Minuten.

3. Komm in eine bequeme liegende Haltung, mit einem Kissen oder Bolster unter deinem oberen Rücken, um den Brustkorb zu öffnen. Achte darauf, dass auch dein Kopf leicht erhöht ist und dein Kinn sich in Richtung Brustkorb neigt.

4. Lege deine Hände auf den unteren Bauch und atme langsam nur zu einem Drittel in deinen unteren Bauch ein. Bring die Hände dann zu deinen mittleren Rippen und atme da ein weiteres Drittel in deinen mittleren Brustkorb ein. Versetze die Hände dann auf die Höhe deiner Schlüsselbeine und atme zuletzt in den oberen Brustkorb vollständig ein.

5. Atme dann langsam und vollständig wieder aus.

6. Wiederhole die Übung. Nimm dabei wahr, wie der Rumpf sich sowohl nach vorne, zu den Seiten als auch nach oben hin ausdehnt.

7. Bleib bei diesem Atem, bis der Timer ertönt.

8. Komm langsam aus der liegenden Haltung hoch ins Sitzen. Nimm dir einen Moment, um zu beobachten, wie du dich fühlst.

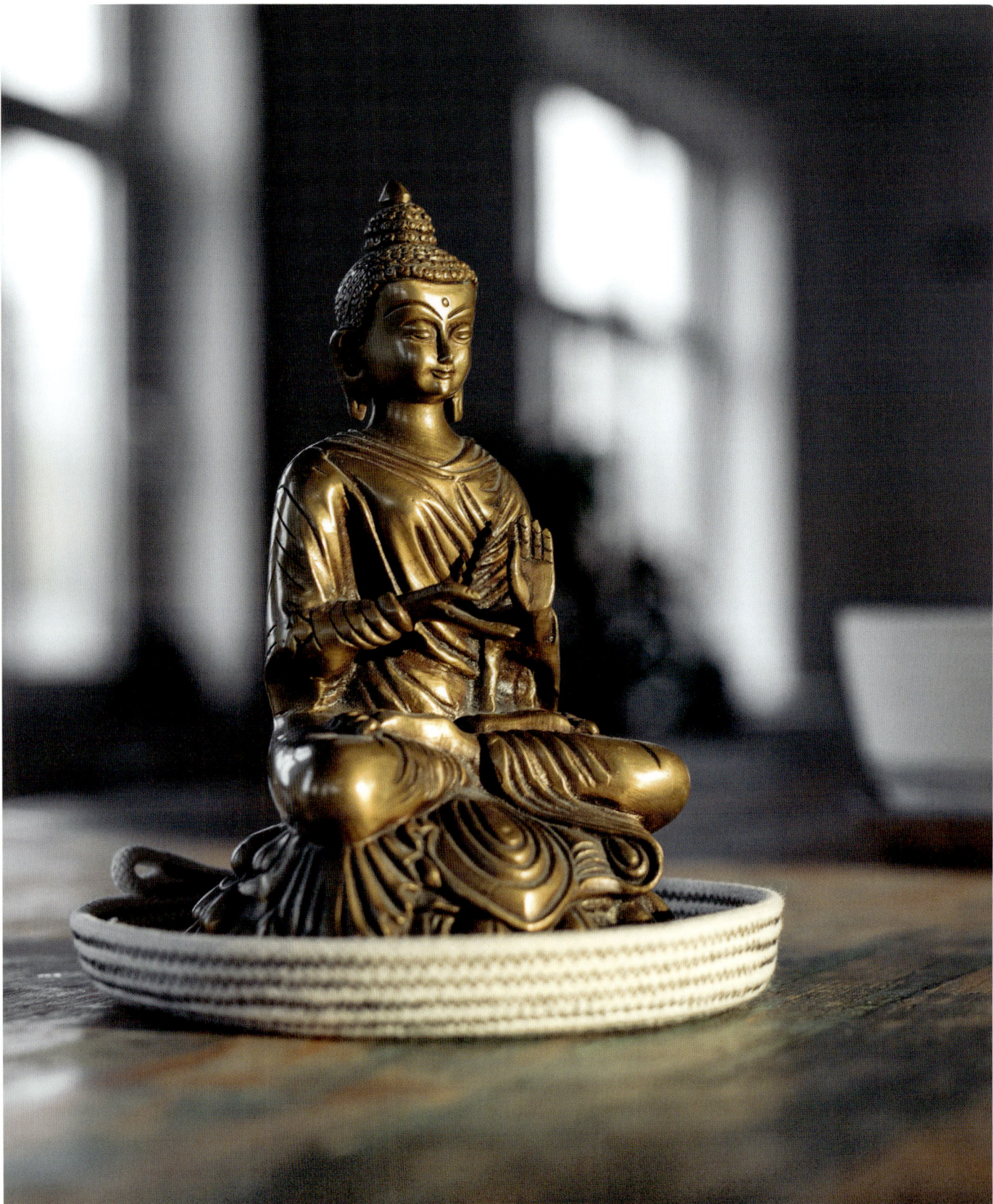

TAG 7 _ DER YOGISCHE ATEM *(UJJAYI PRANAYAMA)*

Diese Form der Atmung entspannt den Geist durch pures Bewusstsein. Sie hat drei Merkmale: Die Atmung ist länger, sie ist hörbar und hat eine gleichbleibende Intensität. Alle drei Merkmale führen dazu, dass der Geist mehr an den Atemprozess angeschlossen ist und das Denken zur Ruhe kommen kann.

1. Beginne mit der Yogapraxis oder dem Body-Scan als Warm-up.
2. Stell dir deinen Timer auf zehn Minuten.
3. Komm in eine bequeme sitzende Haltung.
4. Entspanne deine Schultern, dein Gesicht, deinen Unterkiefer.
5. Bring dann deine Aufmerksamkeit zu deinem Atem. Beobachte ihn, ohne ihn zu verändern, wie du es bereits bei der Atem-Achtsamkeitsübung gelernt hast. Beobachte dafür das Ein- und Ausströmen des Atems. Beobachte, wie der Atem sich durch deinen Körper bewegt. Nimm auch ganz bewusst die Übergänge von der Ein- zur Ausatmung wahr – und umgekehrt.
6. Atme über die Nase ein und über den Mund aus, als ob du einen Spiegel oder ein Brillenglas anhauchen würdest. Spüre, wie du dafür deine Stimmritze verengst und ein hörbares Hauchen entstehen lässt.
7. Als Nächstes versuchst du, das gleiche Geräusch beim Atmen mit geschlossenem Mund entstehen zu lassen.
8. Finde ein gleichmäßiges Tempo zwischen Aus- und Einatmung. Beobachte, wie die Atemzüge durch die Verengung der Stimmritze an Länge gewinnen.
9. Folge mit deinem Bewusstsein dem Geräusch des Atems und achte noch mehr darauf, dass du über den ganzen Zeitraum der Ein- und der Ausatmung gleich viel einatmest und ausatmest. Das passiert automatisch, wenn du den Spalt der Stimmritze gleich geschlossen hältst und dem natürlichen Impuls, am Anfang viel und am Ende wenig ein- bzw. auszuatmen, widerstehst. Halte also eine gleichbleibende Intensität beim Atmen vom Beginn bis zum Ende.
10. Bleib bei dieser Form der Atmung, bis der Timer ertönt.
11. Nimm dir einen Moment, um zu beobachten, wie du dich fühlst.

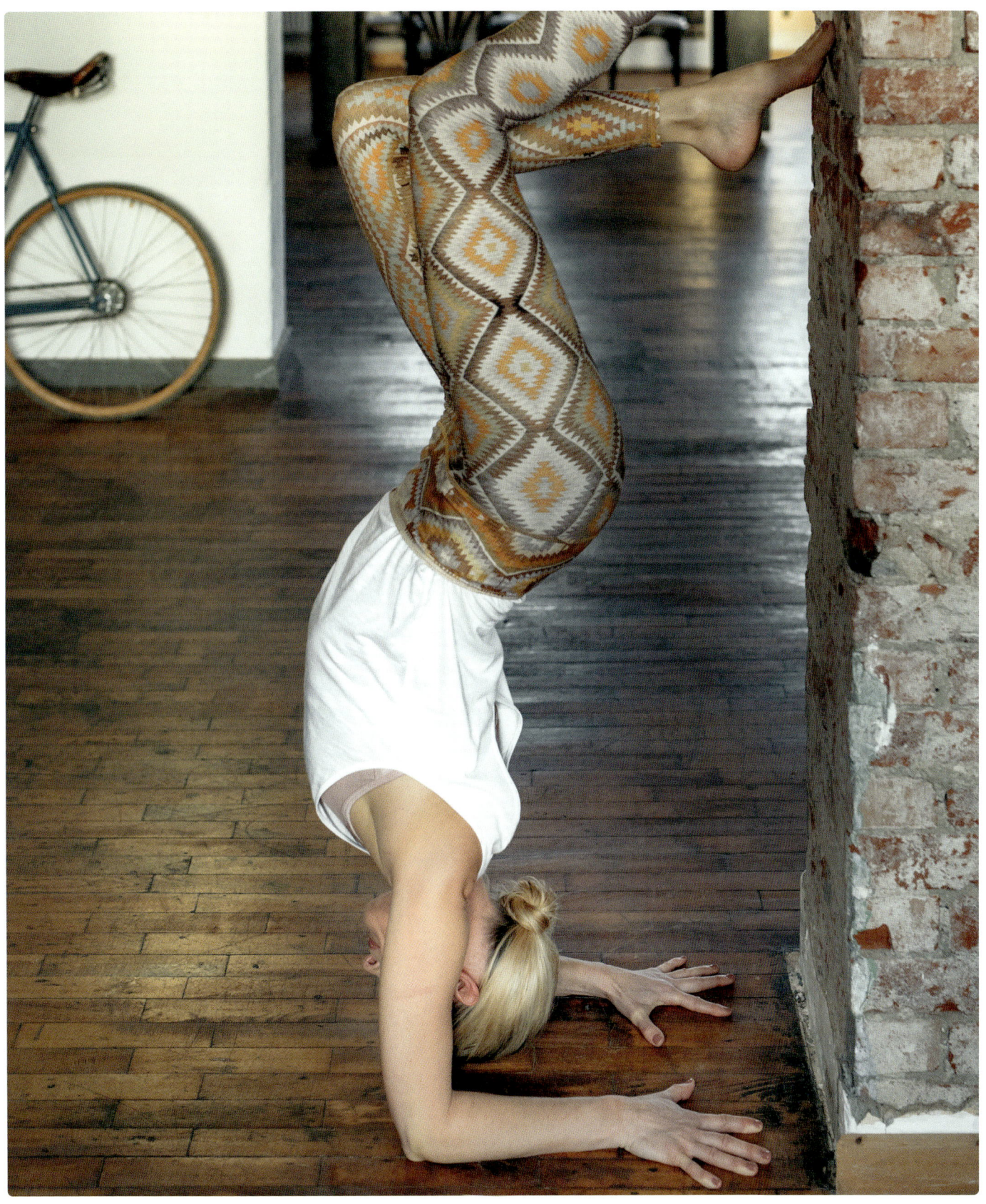

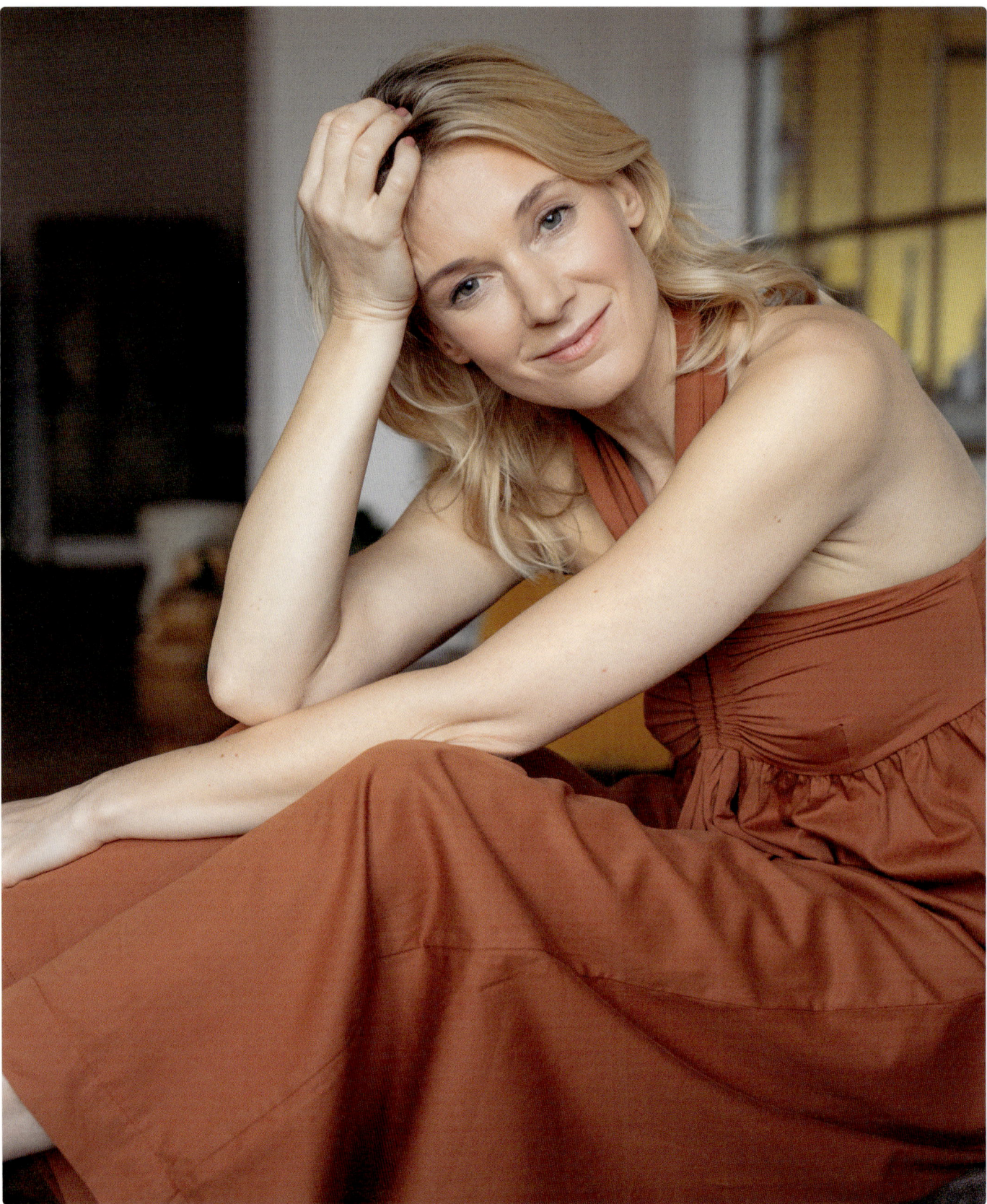

»Die regelmäßige Praxis von Pranayama verringert die Blockaden, die uns an einer klaren Wahrnehmung hindern.«

Yogasutra 2.52

WOCHE 2: BESSER MIT EMOTIONEN UMGEHEN UND DEN GEIST FREIMACHEN

Super! Du hast bereits sieben Tage Training in Atembewusstsein hinter dir. In der zweiten Woche erlebst du nun die Atmung durch die Reflexion deines Geistes und deiner Stimmung. Achtsamkeit für den Atem schafft eine tiefe Verbindung zu deinem Herzen und verbessert zudem deine geistige Leistung.

IST DER GEIST KONZENTRIERT, DANN WIRD DER ATEM STILL UND RUHIG. Ist der Geist beschäftigt mit zu vielen wirren Gedanken, wird der Atem auch unruhig und fließt eher ungleichmäßig. Andersherum kann man aber über den Atem auch den Geist und seine Fähigkeiten beeinflussen.

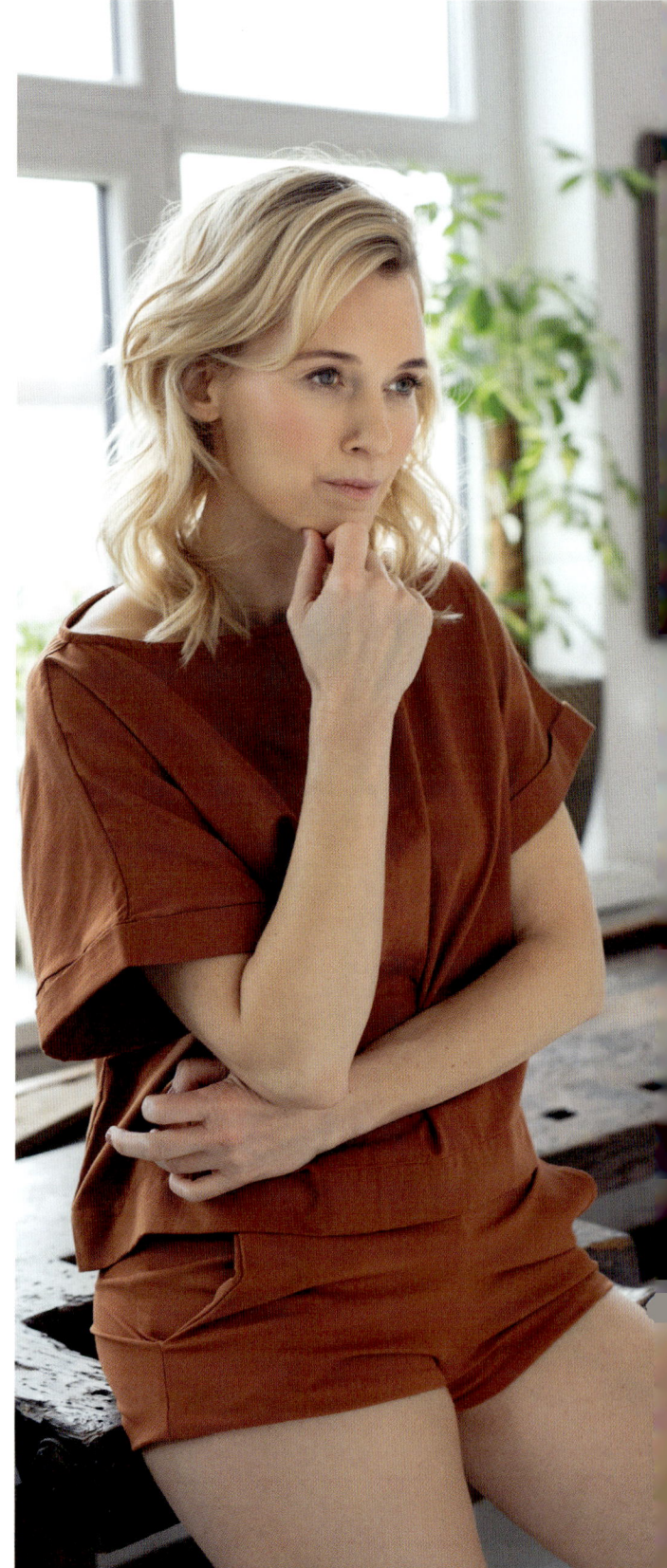

Das Schöne am Atem ist, dass er immer nur eines kann. Entweder strömt er ein oder aus, und er geht auch energetisch und gefühlt immer nur in eine Richtung. Das hat etwas sehr Beruhigendes für unseren Geist, der selbst ständig auf und ab, vor und zurück, quer und in Loopings verläuft. Wir können den Atem also, wie schon in Woche 1, als Fokuspunkt benutzen, um die Gedanken zu beruhigen.

JE KONZENTRIERTER DU MIT DEINER WAHRNEHMUNG BEIM ATMEN BLEIBST, STATT DICH IN DEN AUFKOMMENDEN GEDANKEN ZU VERLIEREN, DESTO GRÖSSER IST DER EFFEKT – DU FINDEST INNERE RUHE IN DIR.

Gleich an Tag 8, also dem ersten Übungstag von Woche 2, lernst du eine Form der Atmung namens Nadi Shodana kennen, die dir helfen wird, dich zu fokussieren. Wir Yogis praktizieren sie häufig, bevor wir meditieren, oder zum Start in den Tag, denn gerade am Morgen haben wir einen besonderen Einfluss auf den weiteren Verlauf des Tages.

Das hängt damit zusammen, dass wir den ganzen Tag über bestimmte Rhythmen kreieren. Wir tun dies – meist unbewusst – mit unseren Worten, der Stille, unseren Emotionen und unserem Verhalten. Auch unser ganzes Umfeld schwingt in einem Rhythmus. Rhythmen haben Muster, und diese wiederholen sich. Manche der Rhythmen, die wir uns angeeignet haben, tun uns gut und manche sind weniger förderlich.

Jeden Morgen hast du die Möglichkeit, neu zu wählen, in welchem Rhythmus dein Tag weiterverlaufen soll. Wenn du den Tag friedvoll und zentriert startest, stehen die Chancen gut, dass dein Tag auch fortlaufend ruhig und zentriert weiter für dich schwingt.

ATEMÜBUNGEN KÖNNEN UNS DABEI HELFEN, UNS IN DIE RICHTIGE SCHWINGUNG ZU VERSETZEN.

Am Morgen hat das Praktizieren von Atemübungen also Auswirkungen auf den Verlauf deines weiteren Tages. Am Abend kannst du mit den bewussten Atemübungen wiederum dafür sorgen, dass du eine regenerierende und erholsame Nachtruhe hast.

Wir können für unsere Praxis auch Affirmationen nutzen, um eine bestimmte Qualität zu manifestieren und zu stärken. Auch solche Manifestationen verändern, wie wir innerlich schwingen. In dieser Woche geht es in diesem Zusammenhang unter anderem um Positivität.

Dafür lassen wir zu der Atemübung eine Manifestation dazukommen.

Dass Glücklichsein nicht einfach immer gleich greifbar ist, hast du wahrscheinlich auch schon bemerkt. Es bedarf tatsächlich der Pflege positiver Gedanken, damit wir nicht nur per Zufall und durch äußere Umstände in einen glücklichen Zustand gelangen, sondern ihn vor allem immer wieder von innen heraus aufbauen können. JE ENTSPANNTER WIR SIND, DESTO EINFACHER FÄLLT ES UNS, ZUVERSICHTLICH UND EMPATHISCH ZU SEIN. Die Atemübung an Tag 11 wird dich dahin begleiten.

An den Tagen 9 und 10 vertiefen wir die Qualität von Harmonie in uns, dabei arbeiten wir vor allem mit der Kraft der Energiezentren, auch Chakren genannt. ES GIBT SIEBEN DIESER UNSICHTBAREN ENERGIEZENTREN IN UNSEREM KÖRPER, DIE JEWEILS FÜR VERSCHIEDENE ATTRIBUTE STEHEN UND VON LEBENSENERGIE (PRANA) DURCHFLUTET WERDEN. In dieser Woche arbeiten wir mit zweien dieser Chakren: zum einem mit dem Herzen, das für Harmonie, Empathie und Liebe steht (Tag 10), und zum anderen mit dem Energiefeld im unteren Bauch, über das du in Kontakt kommst mit deinen Wünschen, Gefühlen und deiner Lebensfreude.

Unser Atem ist dabei das unterstützende Element, das die Verbindung aufbaut und vertieft.

Außerdem können wir die Betrachtungsweise in unsere Atempraxis miteinbeziehen, dass der Atem energetisch durch die Mitte unserer Körpers verläuft und uns damit auch mit dem Ort der Mitte in uns verbindet. Dies ist ein Ort, nach dem wir uns so sehr sehnen. WENN WIR ZU UNSERER MITTE FINDEN, VERFALLEN WIR ZUM BEISPIEL AUCH EMOTIONAL NICHT MEHR SO SEHR IN EXTREME. Mit diesem Thema üben wir an Tag 13, indem wir lernen, unsere Wut über den Atem abzubauen, um uns stark machen zu können im eigenen Selbst.

JE MEHR WIR UNS MIT DEM HERZEN UND UNSERER MITTE ÜBER DEN ATEM VERBINDEN, DESTO MEHR KRAFT BEKOMMEN WIR AUS DER VERBUNDENHEIT HERAUS.

Die Atmung für mehr Selbstbewusstsein an Tag 14 vertieft diese Verbundenheit noch mehr, indem sie eine Regelmäßigkeit in den Atemrhythmus mit hineinbringt. Der Atemrhythmus ist etwas, womit wir ab dieser Woche vermehrt arbeiten. Gemeint ist damit das Verhältnis der Länge der Einatmung und der Länge der Ausatmung. 1:1 bedeutet dann, genauso lang einzuatmen, wie du ausatmest. 1:2 bedeutet, doppelt so lange auszuatmen, wie du eingeatmet hast. Dann gibt es auch das Verhältnis 1:1:2, hierbei steht die erste Zahl für die Einatmung, die zweite Zahl für die Pause danach und die dritte Zahl für die Ausatmung. Du atmest also ein, hältst den Atem danach genauso lange und atmest doppelt so lange aus. Dabei versuchst du immer, den dir längst möglichen Atem zu wählen. Zählst du dafür innerlich zum Beispiel auf 6 für die Einatmung, hältst du den Atem auch auf 6 Schläge und atmest dann auf 12 Schläge aus.

AN TAG 12 WIRD ES ETWAS BEWEG-TER IN DIESER WOCHE. DA FLIESST DU MIT MIR DURCH DEN SONNENGRUSS, EINE DER KLASSISCHEN BEWEGUNGS-ABFOLGEN IM YOGA. Dadurch wird nicht nur der Körper beweglicher, sondern auch der Atem und die Gedanken kommen in einen neuen Fluss und Blockaden können sich so lösen.

NEGATIVE EMOTIONEN BEEINFLUSSEN UNSEREN ATEM GENAUSO WIE POSI-TIVE EMOTIONEN. Angst, Ärger und Eifersucht lassen unseren Atem kurz, schnell und flach werden. Manche Gefühle oder mentalen Zustände sorgen sogar dafür, dass wir den Atem kurzfristig anhalten.

Ein Anhalten des Atems verbessert allerdings nicht unsere emotionale Verfassung, sondern kann sogar kontraproduktiv sein und die Emotion verstärken.

Tief durchatmen hilft, heißt es in einer solchen Situation. Studien[8] und auch eigene Erfahrungen zeigen, dass die richtige Atemtechnik tatsächlich Veränderungen hervorrufen kann und befreiend wirkt.

Emotionen sind nichts anderes als »Energie in Bewegung«, und wenn wir lernen, die Gefühle nur zu beobachten, sie da sein zu lassen und auch wieder gehen zu lassen, leben wir ein weitaus friedvolleres Leben, als wenn wir uns jede Emotion zu eigen machen und uns darin verstricken.

DENN GENAUSO, WIE WIR LERNEN KÖNNEN, DEN ATEM FLIESSEN ZU LASSEN, KÖNNEN WIR AUCH LERNEN, DIE EMOTIONEN FLIESSEN ZU LAS-SEN, OHNE UNS DARAN ZU KLAM-MERN. UND DANN GEHT ES UNS RICHTIG GUT.

8) Neuere Studien dazu gibt es zum Beispiel von „ATEM – Der Berufs-verband e. V.", einem Berufsverband für Atempädagogik, Atemtherapie und Atempsychotherapie unter www.bvatem.de/studien.

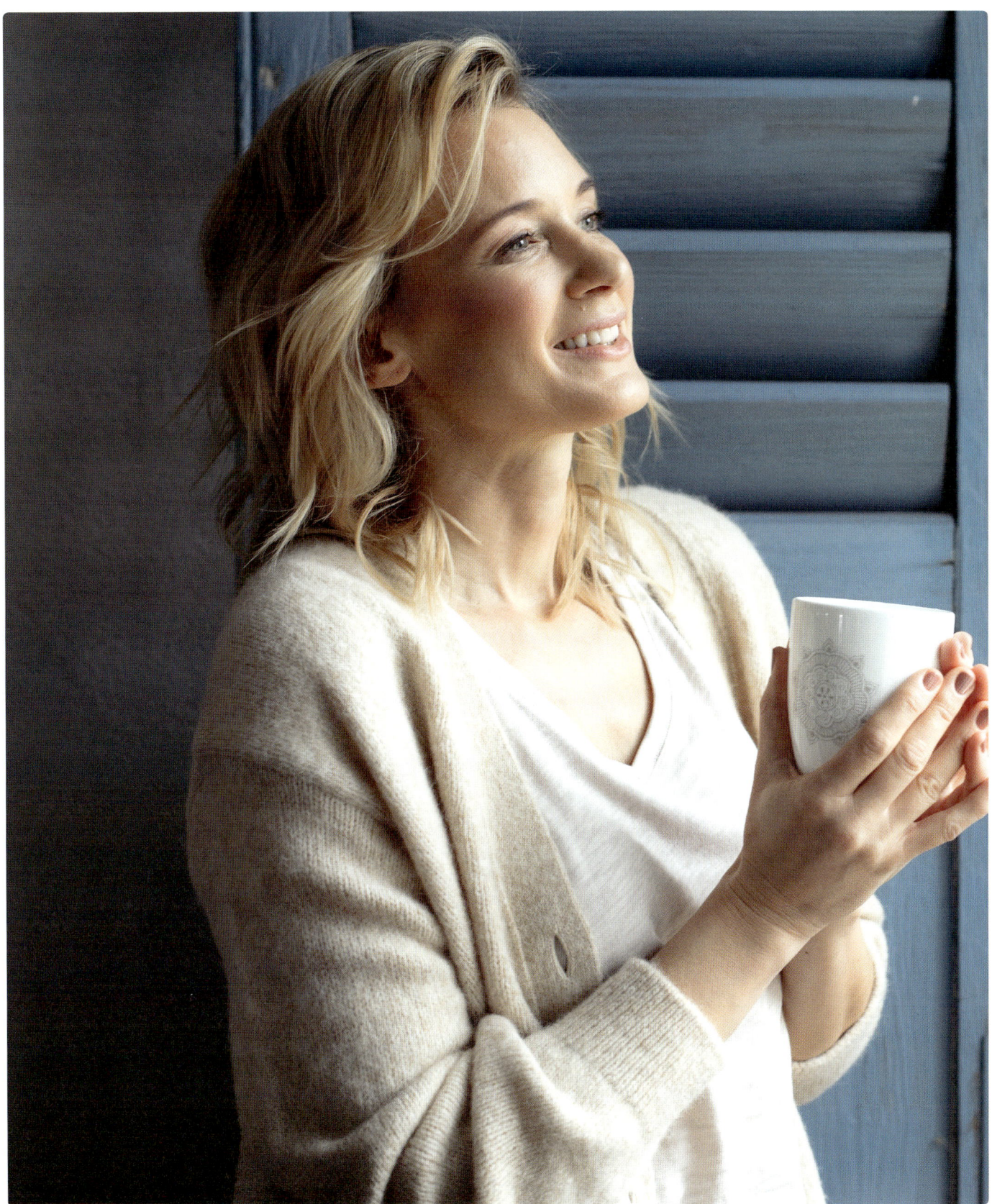

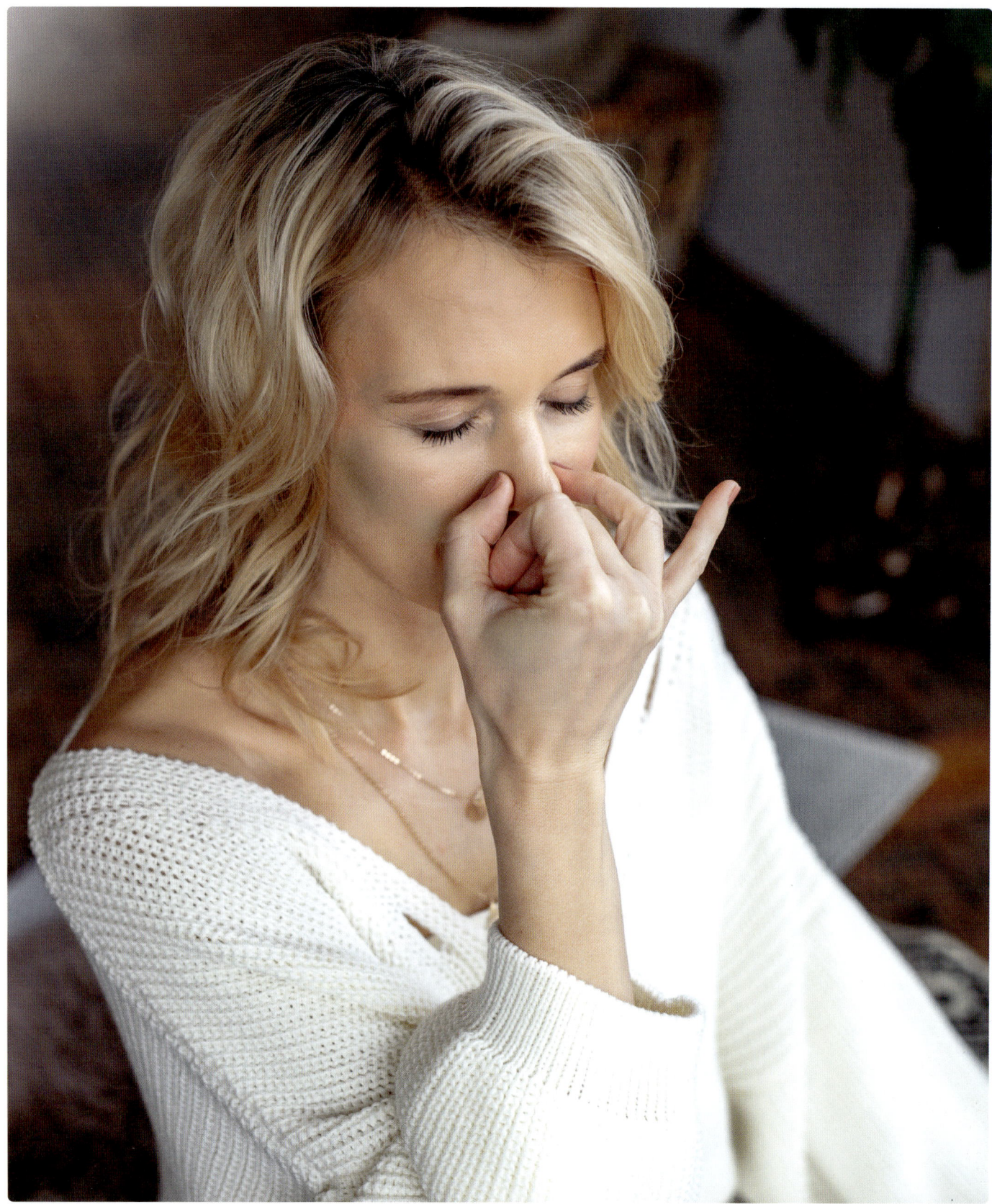

TAG 8 _ KLARHEIT UND FOKUS

Die Wechselatmung (Nadi Shodana Pranayama) sorgt für Klarheit und Fokus im Geist und zugleich für Ausgeglichenheit. Wenn wir durch die linke Nasenhälfte atmen, aktivieren wir die rechte Seite des Gehirns, die vereinfacht gesagt zuständig ist für die Gefühle und die Kreativität. Wenn wir durch die rechte Nasenhälfte atmen, aktivieren wir die linke Gehirnhälfte, die eher zuständig ist für unsere Sprache und Logik. Durch die abwechselnde Stimulation der Gehirnhälften in der Atempraxis entsteht eine energetische Ausgeglichenheit.

1. Beginne mit der Yogapraxis als Warm-up.
2. Stell den Timer auf sechs Minuten und komm in eine bequeme sitzende Haltung.
3. Schließe die Augen. Beobachte, wie der Atem durch die Nase ein- und ausströmt.
4. Entspanne ganz bewusst deine Schultern und dein Kiefergelenk. Lass den Atem noch länger werden, je mehr du deinen Körper entspannst.
5. Heb deine rechte Hand und führe deinen Mittelfinger und Zeigefinger zur Daumenwurzel.
6. Setz den Daumen an den rechten Nasenflügel und den Ringfinger an den linken Nasenflügel, ohne Druck auszuüben.
7. Verschließe nun den rechten Nasenflügel (mit dem Daumen) und atme links ein. Am Ende der Einatmung verschließe den linken Nasenflügel (mit dem Ringfinger) und atme rechts aus. Beginne die nächste Einatmung auf der rechten Seite und atme links aus. Das ist ein vollständiger Zyklus. Beginne von vorne: gleichmäßige, ruhige Atemzüge, Ein- und Ausatmung jeweils gleich lang. Wiederhole die Wechselatmung, bis der Timer ertönt.
8. Spüre für einen Moment nach.

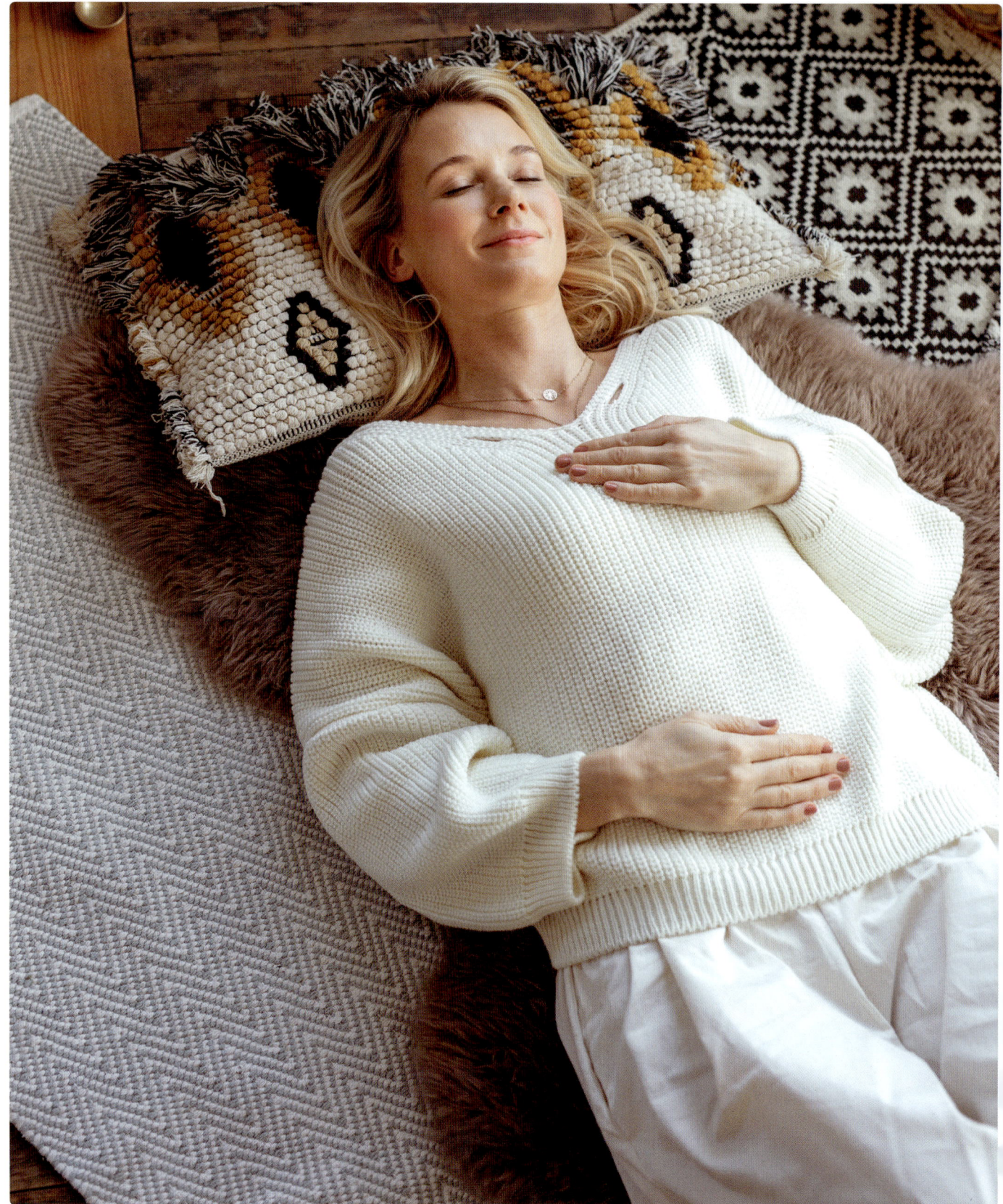

TAG 9 _ LEBENSFREUDE FINDEN

Diese Atmung bringt dich in Harmonie und Übereinstimmung mit deinen Wünschen, Gefühlen und der Lebensfreude. Sie arbeitet mit der Chakrenlehre und verbindet über den Atem das zweite Chakra *(Wünsche, Gefühle)* mit dem vierten Chakra *(Harmonie, Liebe).*

1. Beginne mit der Yogapraxis als Warm-up.
2. Stell dir deinen Timer auf zehn Minuten.
3. Komm in eine bequeme liegende Haltung auf dem Boden. Achte darauf, dass dein Kopf leicht erhöht ist und dein Kinn sich in Richtung Brustkorb neigt.
4. Entspanne deine Schultern, dein Gesicht, deinen Unterkiefer.
5. Bring dann deine Aufmerksamkeit zu deinem Atem. Beobachte ihn, ohne ihn zu verändern, wie du es bereits bei der Atem-Achtsamkeitsübung gelernt hast. Beobachte dafür das Ein- und Ausströmen des Atems. Beobachte, wie der Atem sich durch deinen Körper bewegt. Nimm auch ganz bewusst die Übergänge von der Ein- zur Ausatmung wahr – und umgekehrt.
6. Lege deine rechte Hand auf den unteren Bauch und die linke Hand auf dein Herz.
7. Mit der Einatmung lenke ganz bewusst den Atem von der rechten Hand (Bauch) in die linke Hand (Herz).
8. Mit der Ausatmung lenkst du den Atem wieder von der linken Hand (Herz) in die rechte Hand (Bauch).
9. Atme dabei langsam und gleichmäßig.
10. Bleib bei dieser Atmung, bis der Timer ertönt.
11. Nimm dir einen Moment, um zu beobachten, wie du dich fühlst.

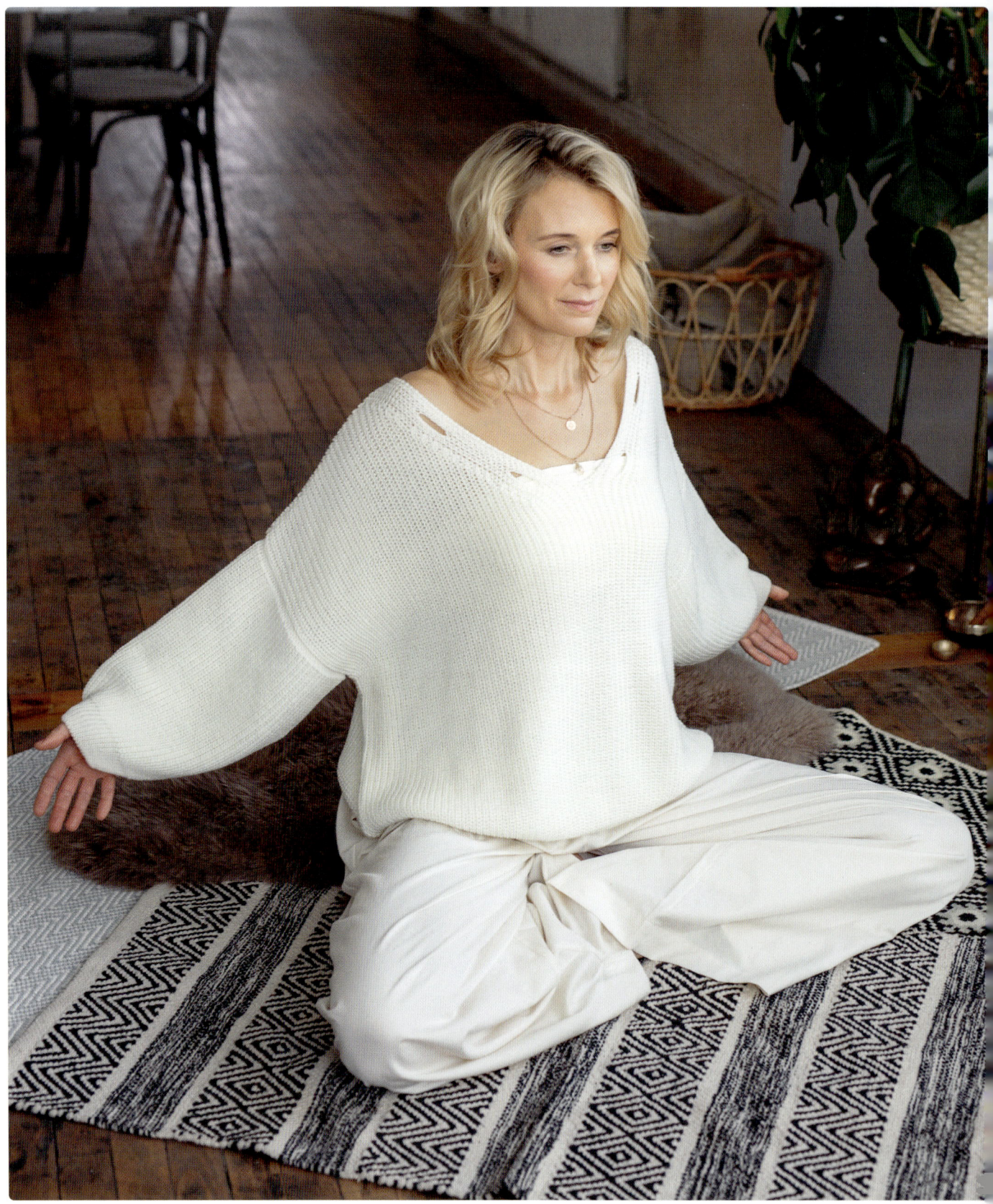

TAG 10 _ SICH FÜR DIE LIEBE ÖFFNEN

Das Herz ist der Ort des Gleichgewichts. Er erfordert die Harmonie zwischen dem, was und wie viel man gibt, und dem, was man für sich selbst nimmt. Nur wer sich selbst liebt, kann aus einem vollen Herzen Liebe geben. Genauso verhält es sich mit dem Atem. In dieser Praxis suchen wir zuerst das Bewusstsein und eine neue Öffnung für den Herzraum und dann auch das Gleichgewicht im Atem. Übrigens ist in der Chakrenlehre das Element »Luft« dem Herzraum zugeordnet.

1. Beginne mit der Yogapraxis oder dem Body-Scan als Warm-up.

2. Stell dir deinen Timer auf acht Minuten.

3. Komm in eine bequeme sitzende Haltung.

4. Entspanne deinen ganzen Körper. Lass deinen Unterkiefer entspannt etwas tiefer sinken.

5. Beginne zunächst mit einer Übung, mit der du aktiv den Brustkorb weitest und öffnest. Die Arme kannst du zunächst entspannt hängen lassen. Dreh dann beim Einatmen die Oberarme nach außen und zieh die Schulterblätter nach hinten und unten. Ausatmend kommst du zurück in die Ausgangsposition.

6. Spür dabei, wie sich bei der Einatmung die Schlüsselbeine weiten und der Herzraum mehr Platz bekommt. Wiederhole diese Bewegung für acht bewusste Atemzüge.

7. Bleibe dann eine Weile einfach in dem aufrechten Sitz. Lass deine Hände auf den Oberschenkeln ruhen. Bleibe mit deinem Fokus auf dein Herz gerichtet. Nimm die Weite wahr.

8. Atme ein in dein Herz und atme aus dem Herzen wieder aus. Zähle dabei innerlich genauso lange für die Einatmung wie für die Ausatmung. Gleiche den Atem an, wenn er unterschiedlich sein sollte.

9. Füll dich mit jeder Einatmung selbst ganz bewusst mit positiver, liebevoller Energie auf. Mit jeder Ausatmung teile aus dem Herzen heraus.

10. Bleib bei deinem Atem, bis der Timer ertönt.

11. Nimm dir einen Moment, um zu beobachten, wie du dich fühlst.

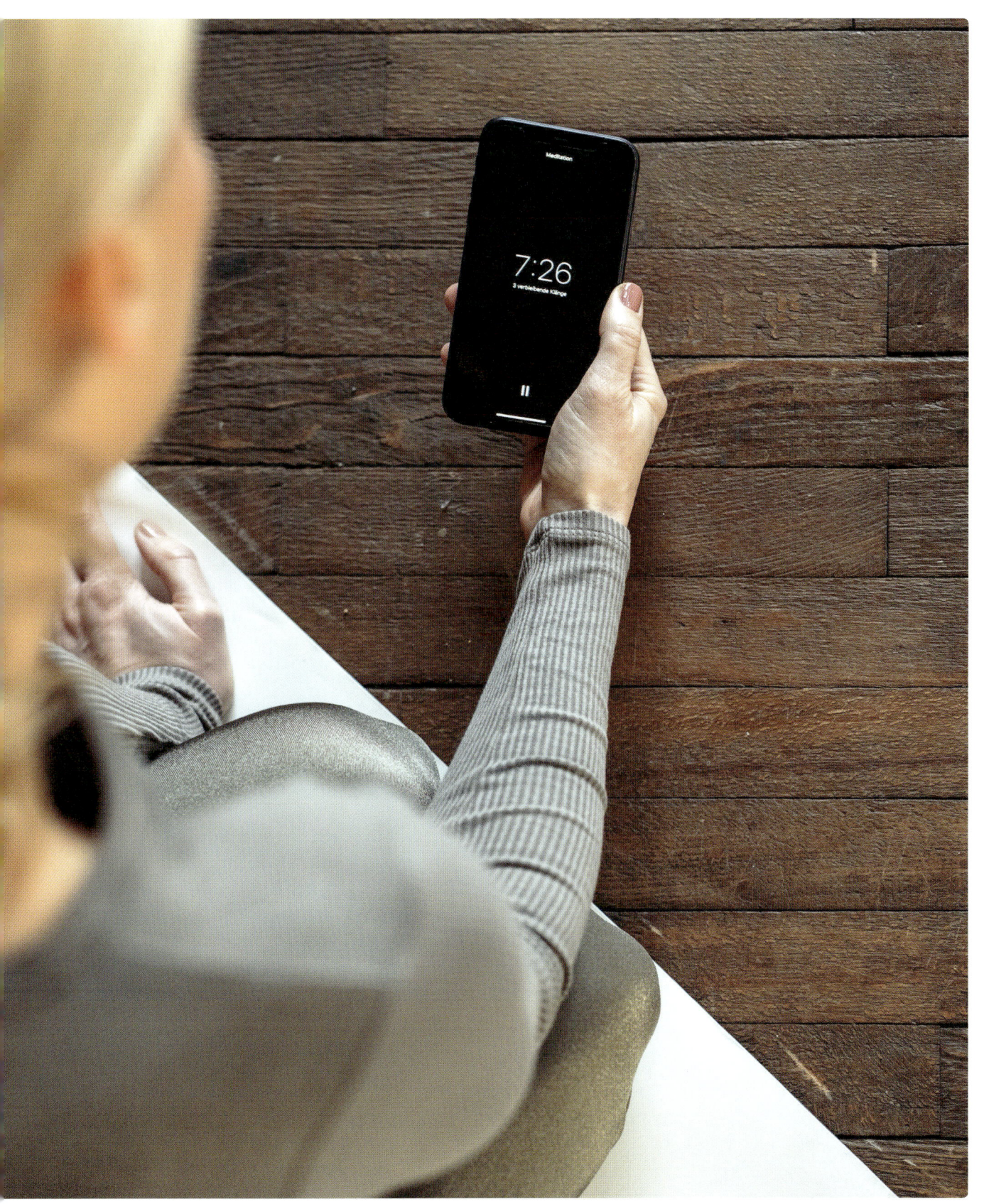

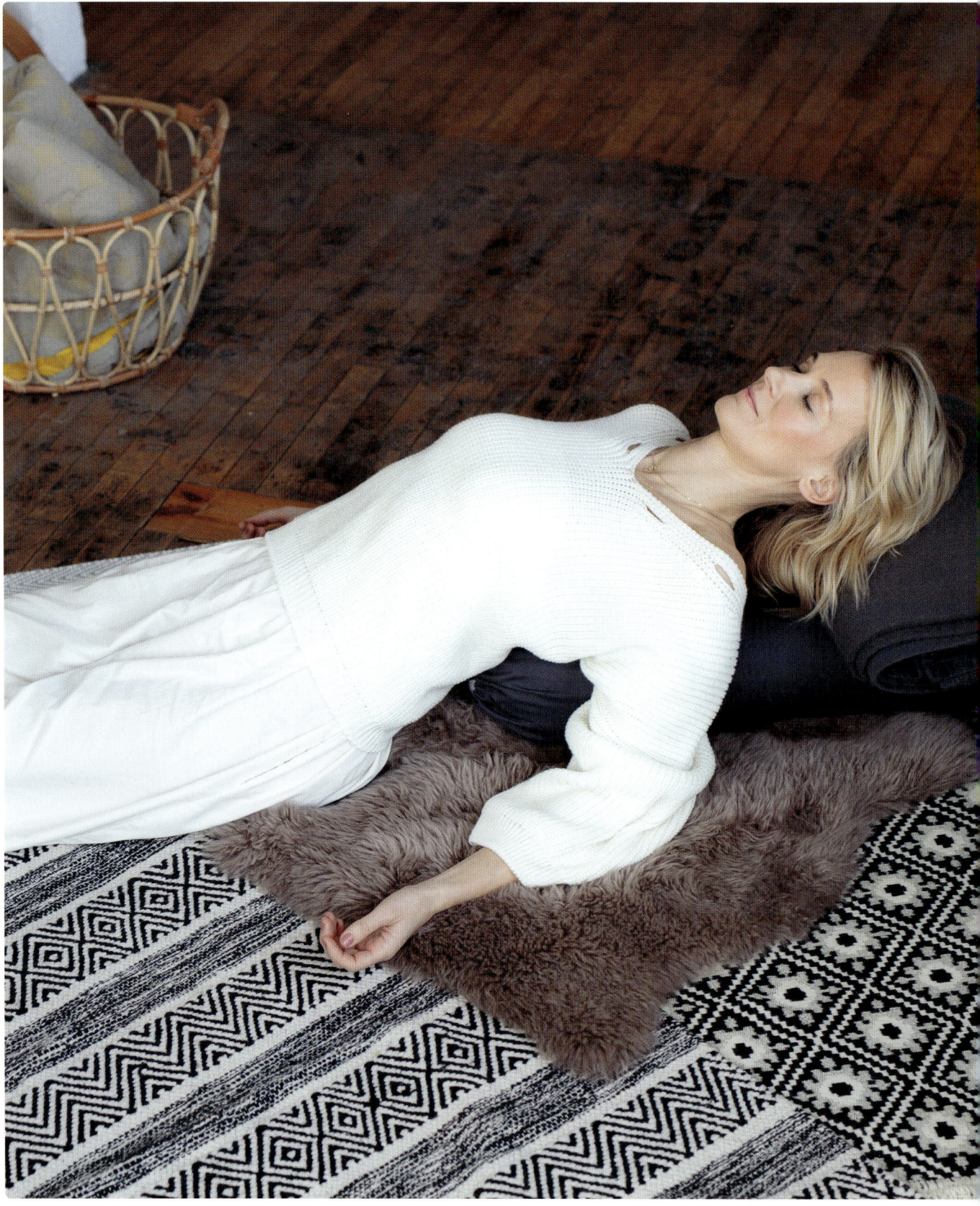

TAG 11 _ POSITIVITÄT STÄRKEN

Das parasympathische Nervensystem ist vor allem für den Ruhezustand und die Erholung unseres Körpers zuständig. Und positive Gefühle wie Sicherheit, Liebe und Empathie können sich erst einstellen, wenn sich unser Körper in einem Zustand relativer Entspannung und Ruhe befindet, also unser parasympathisches Nervensystem aktiv ist. Wie in der Einführung schon erwähnt, können wir unser Nervensystem über den Atem beeinflussen. In dieser Übung aktivieren wir das parasympathische Nervensystem über die verlängerte Ausatmung. Und wenn du möchtest, kannst du eine einfache positive Affirmation mit dazunehmen. Lege dir außerdem ein extra Kissen oder ein Bolster für diese Übung bereit.

1. Beginne mit der Yogapraxis als Warm-up.

2. Stell dir deinen Timer auf zehn Minuten.

3. Komm in eine bequeme liegende Haltung, mit einem Kissen oder Bolster unter dem oberen Rücken, um den Brustkorb zu weiten und für ein Gefühl der Öffnung im Herzraum. Achte darauf, dass dein Kopf leicht erhöht ist und dein Kinn sich in Richtung Brustkorb neigt.

4. Entspanne deine Schultern, dein Gesicht, deinen Unterkiefer.

5. Bring deine Aufmerksamkeit zu deinem Atem. Beobachte ihn, ohne ihn zu verändern, wie du es bereits bei der Atem-Achtsamkeitsübung gelernt hast. Beobachte dafür das Ein- und Ausströmen des Atems. Beobachte, wie der Atem sich durch deinen Körper bewegt, und nimm auch ganz bewusst die Übergänge von der Ein- zur Ausatmung wahr – und umgekehrt.

6. Bau den yogischen Atem (Ujjayi Pranayama) von Tag 7 auf und folge mit deinem Bewusstsein dem Geräusch des Atems.

7. Finde dann in deinem Atemfluss zu einem Verhältnis von 6:8. Das bedeutet, dass du auf 6 Takte einatmest und auf 8 Takte ausatmest.

8. Verlängere nach einer Weile auf 6:10. Atme also ein auf 6 Takte und atme aus auf 10 Takte.

9. Komme schließlich zu dem Verhältnis von 6:12, wenn dir das möglich ist, sodass du doppelt so lange ausatmest, wie du einatmest.

10. Wenn du den Effekt verstärken möchtest, sprich innerlich für dich bei der Einatmung: »Ich atme Positives ein«, und sprich bei der Ausatmung: »Ich atme alles Negative aus«.

11. Bleib bei dieser Atmung, bis der Timer ertönt.

12. Nimm dir einen Moment, um zu beobachten, wie du dich fühlst.

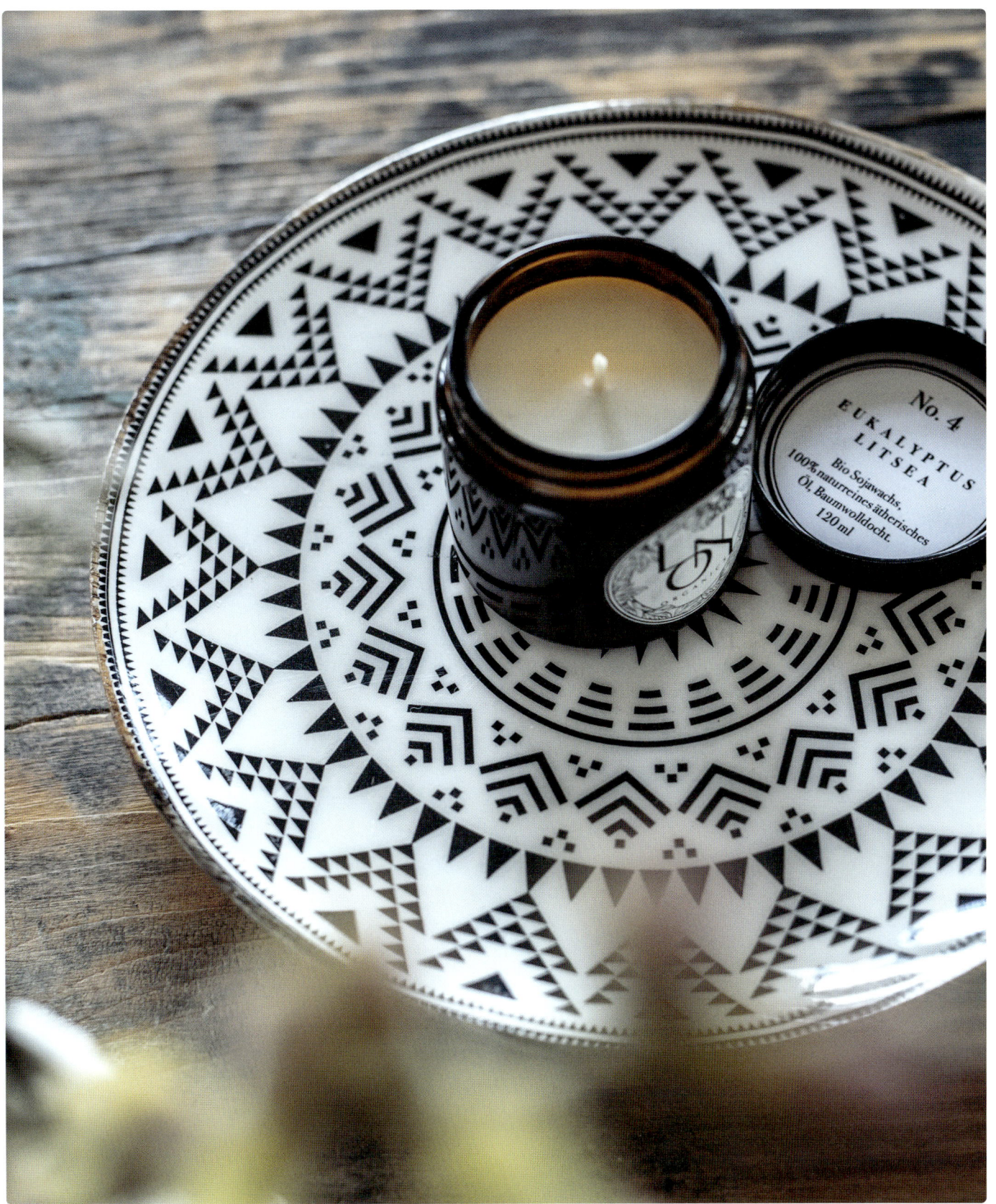

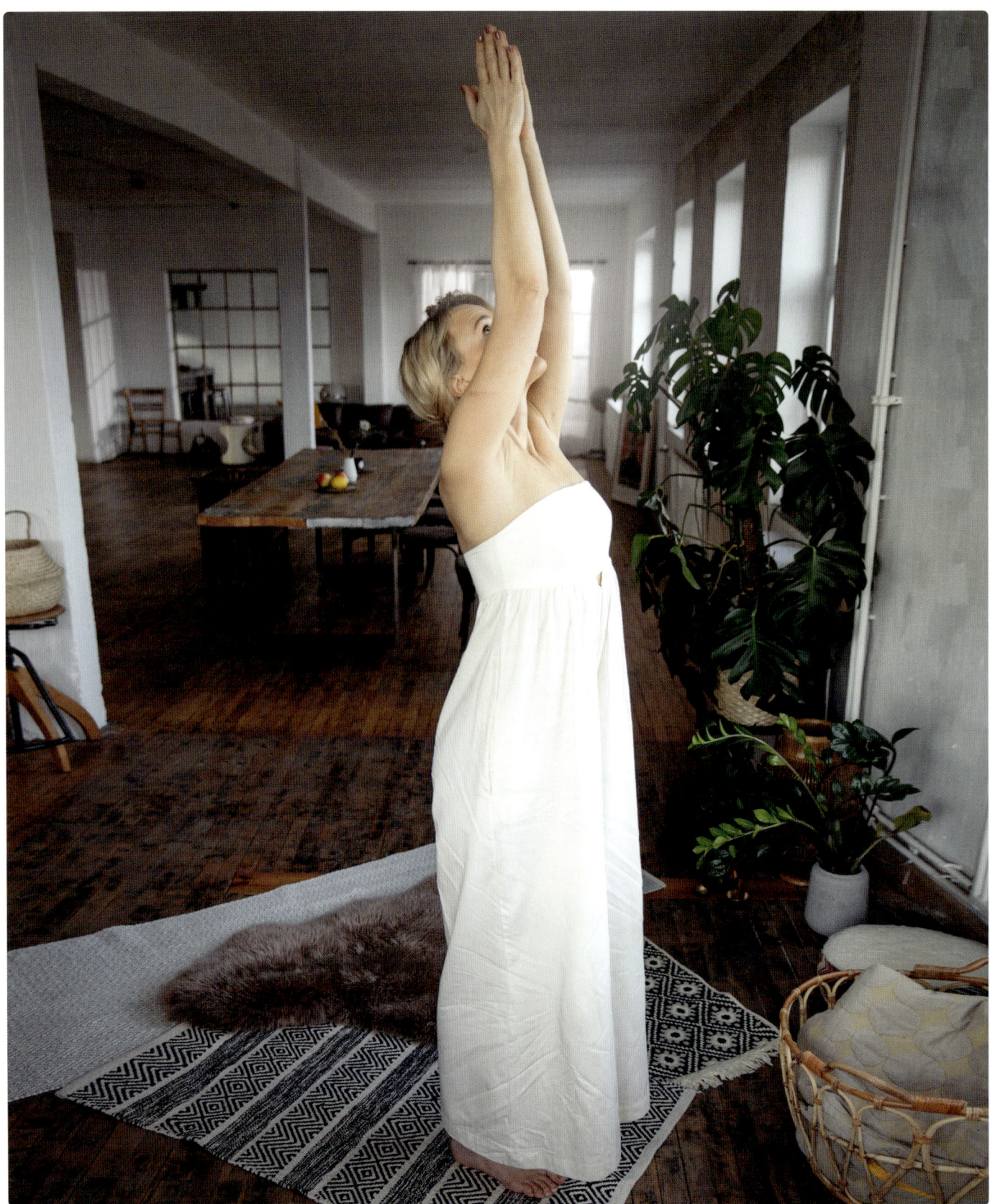

TAG 12 _ BLOCKADEN ABBAUEN

Der Sonnengruß ist eine Bewegungsabfolge in Kombination mit dem Atem. Er hilft dir, flexibler zu werden, und zwar nicht nur im Körper, sondern auch im Geist und im Herzen, und er unterstützt dich dabei, innere Blockaden aufzulösen. Genieße den Fluss des Atems, um gleichzeitig zurückzukommen in den Fluss des Lebens. Wichtig bei der Ausführung des Sonnengrußes ist, dass der Atem die Bewegung anführt und du im Rhythmus deines Atems lernst mitzufließen, ohne dabei zu stocken.

1. Beginne im Stehen am oberen Rand deiner Matte und mit den Händen vor dem Herzen gefaltet in Anjali Mudra. Starte mit fünf bewussten Atemzügen des yogischen Atems (Ujjayi Pranayama) von Tag 7.
2. Atme ein und strecke die Arme nach oben zur Decke.
3. Atme aus und beuge deinen Oberkörper nach unten zu deinen Beinen und bringe deine Hände vor dir zum Boden oder an die Schienbeine, falls du nicht ganz nach unten reichst.
4. Atme ein und hebe den Oberkörper lang nach vorne an.
5. Atme aus, gehe von hier in die Planke und senke dich nach unten auf den Boden ab.
6. Atme ein und kurve den Rücken nach oben.
7. Atme aus und drücke dich zurück in den nach unten schauenden Hund.
8. Bleibe hier für fünf tiefe Atemzüge.
9. Atme ein, komme schrittweise zum Anfang deiner Matte und hebe den Oberkörper lang nach vorne an.
10. Atme aus und beuge deinen Oberkörper nach unten zu deinen Beinen.
11. Atme ein und strecke die Arme wieder nach oben zur Decke.
12. Atme aus und ende am oberen Rand deiner Matte mit den Händen vor dem Herzen gefaltet im Anjali Mudra. Das ist eine komplette Runde des Sonnengrußes.
13. Wiederhole diese Abfolge noch fünf bis zehn Mal.
14. Beende die Übung im Sitzen in einer angenehmen Haltung und spüre noch für einen Moment nach.

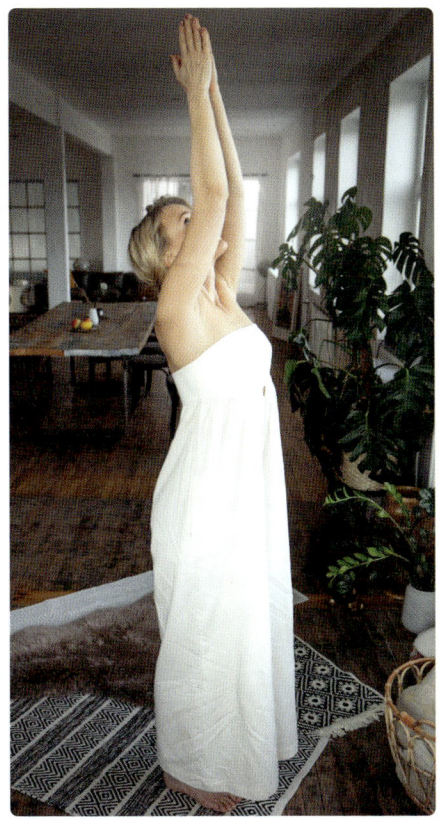
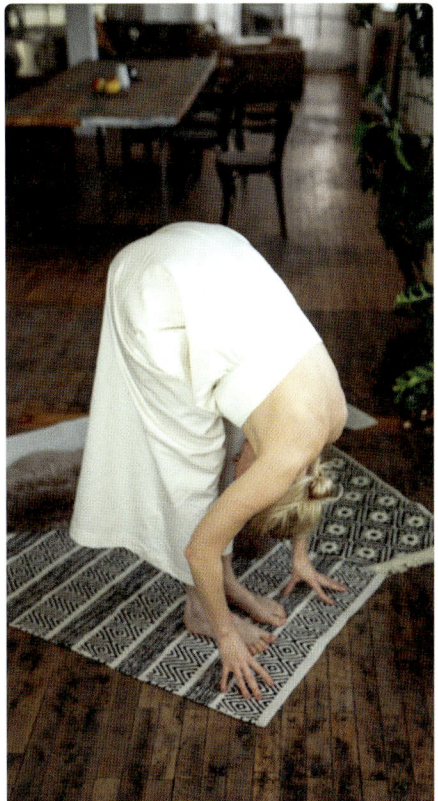
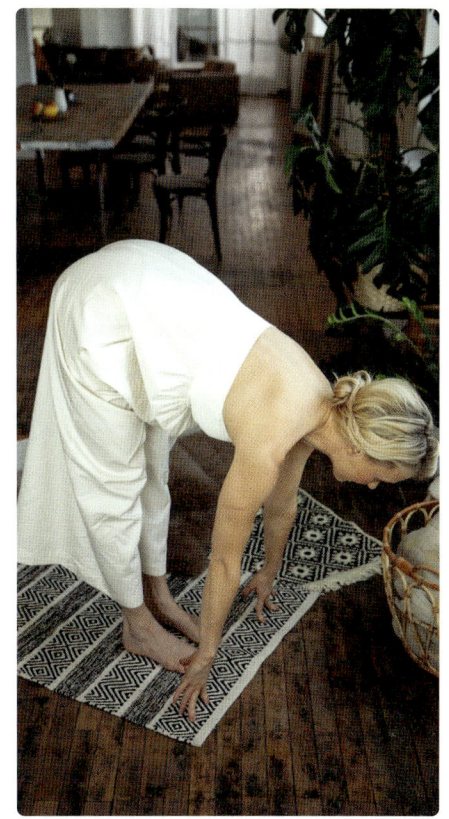
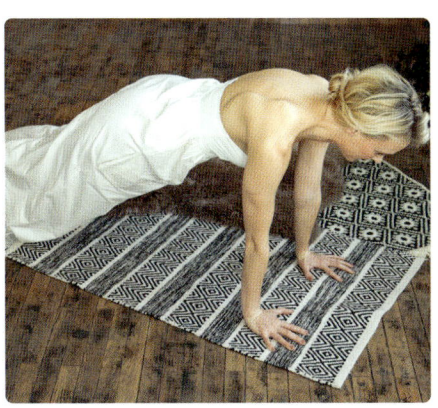
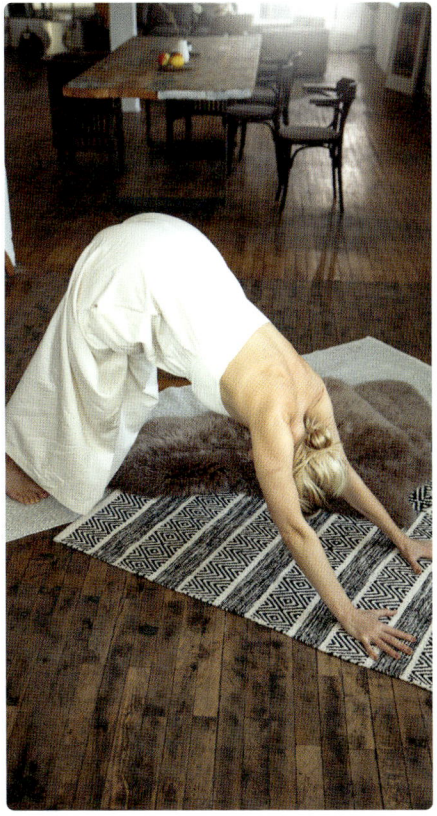
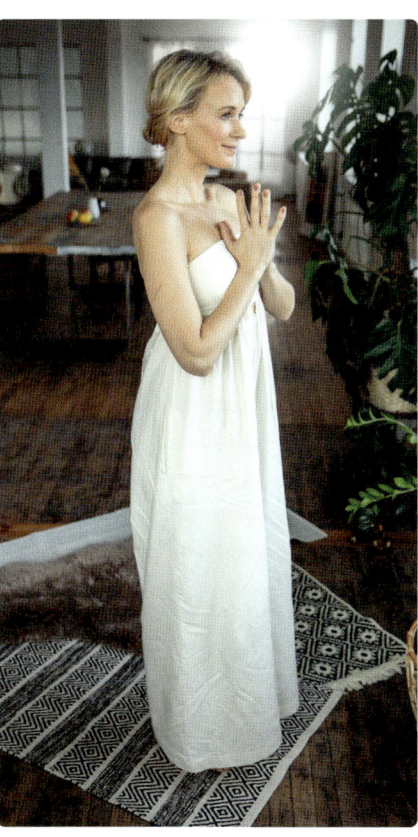
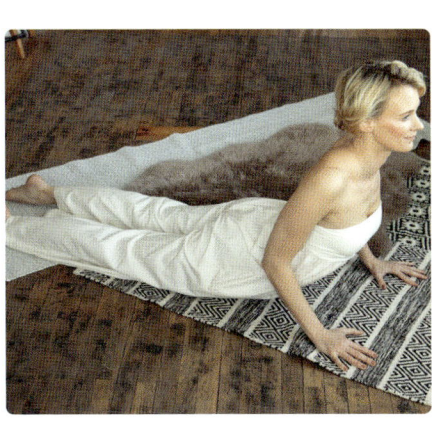

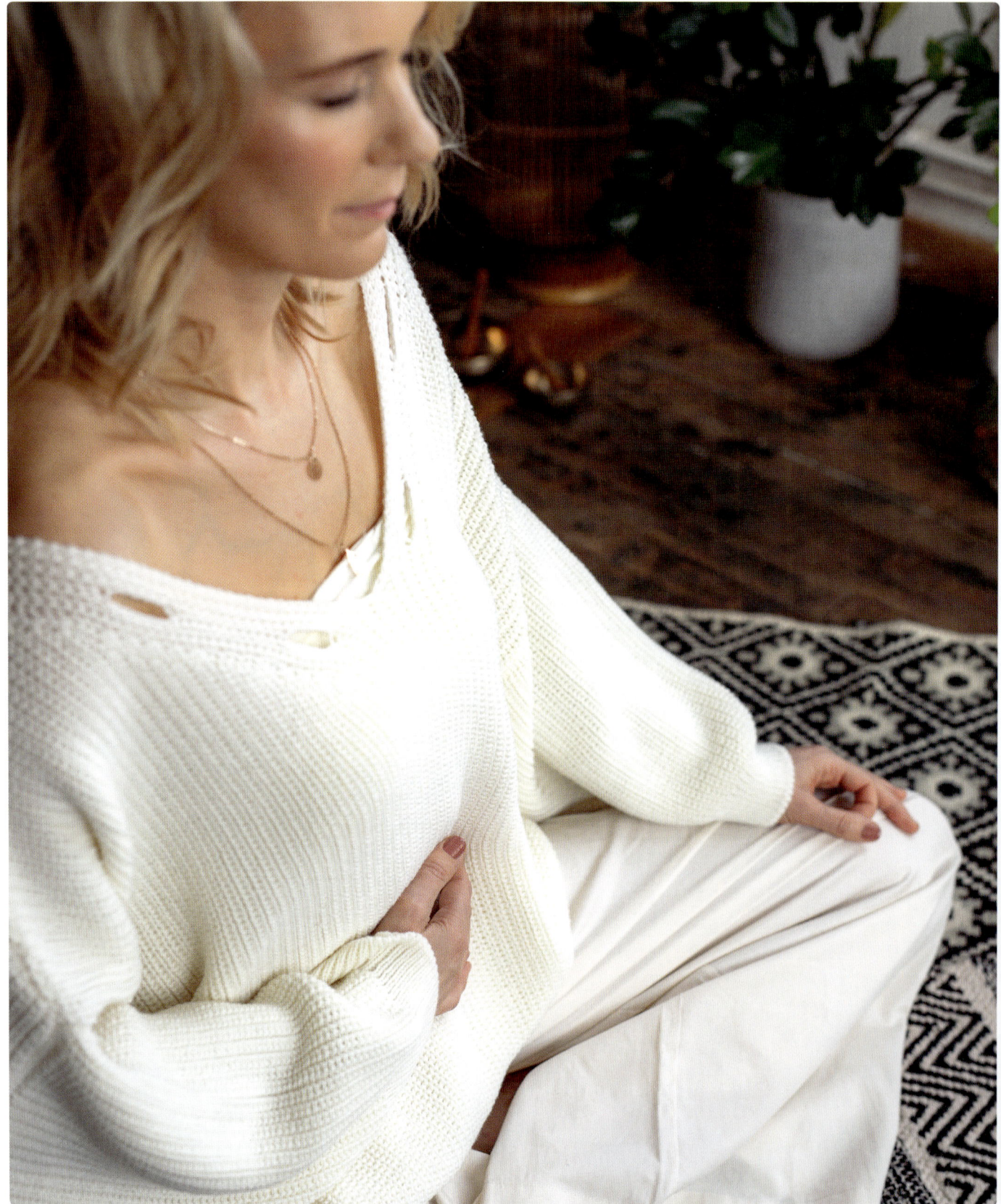

TAG 13 _ WUT ABBAUEN

Die Mondatmung (Chandra Bhedana) wirkt kühlend aufs Gemüt und beruhigt dich, wenn du aufgewühlt oder gar wütend bist.

1. Beginne mit der bewegten Yogapraxis am Morgen als Warm-up, um das Stresshormon Cortisol aus dem Körper abzubauen.
2. Stell den Timer auf acht Minuten und komm in eine bequeme sitzende Haltung.
3. Entspanne deine Schultern, dein Gesicht, deinen Unterkiefer.
4. Achte darauf, dass du aufrecht und mit geradem Rücken sitzt.
5. Bringe den Zeigefinger und den Mittelfinger deiner rechten Hand zum Handballen unterhalb des Daumens (Vishnu Mudra).
6. Verschließe mit dem rechten Daumen dein rechtes Nasenloch. Atme langsam und tief durch das linke Nasenloch ein, bis deine Lungen maximal mit Luft gefüllt sind.
7. Schließe das linke Nasenloch mit dem Ringfinger, löse dann den Daumen vom rechten Nasenloch. Atme nun langsam durch das rechte Nasenloch aus.
8. Fahre genauso fort, indem du mit dem rechten Daumen wieder dein rechtes Nasenloch verschließt. Atme langsam und tief durch das linke Nasenloch ein, bis deine Lungen maximal mit Luft gefüllt sind.
9. Schließe das linke Nasenloch und löse dann den Daumen vom rechten Nasenloch, um nun langsam durch das rechte Nasenloch auszuatmen.
10. Atme kontinuierlich links ein und rechts aus. Lass die Ausatmung stetig länger werden als die Einatmung.
11. Bleib bei der Übung, bis der Timer ertönt. Leg dich im Anschluss für einige Momente hin und entspann dich.

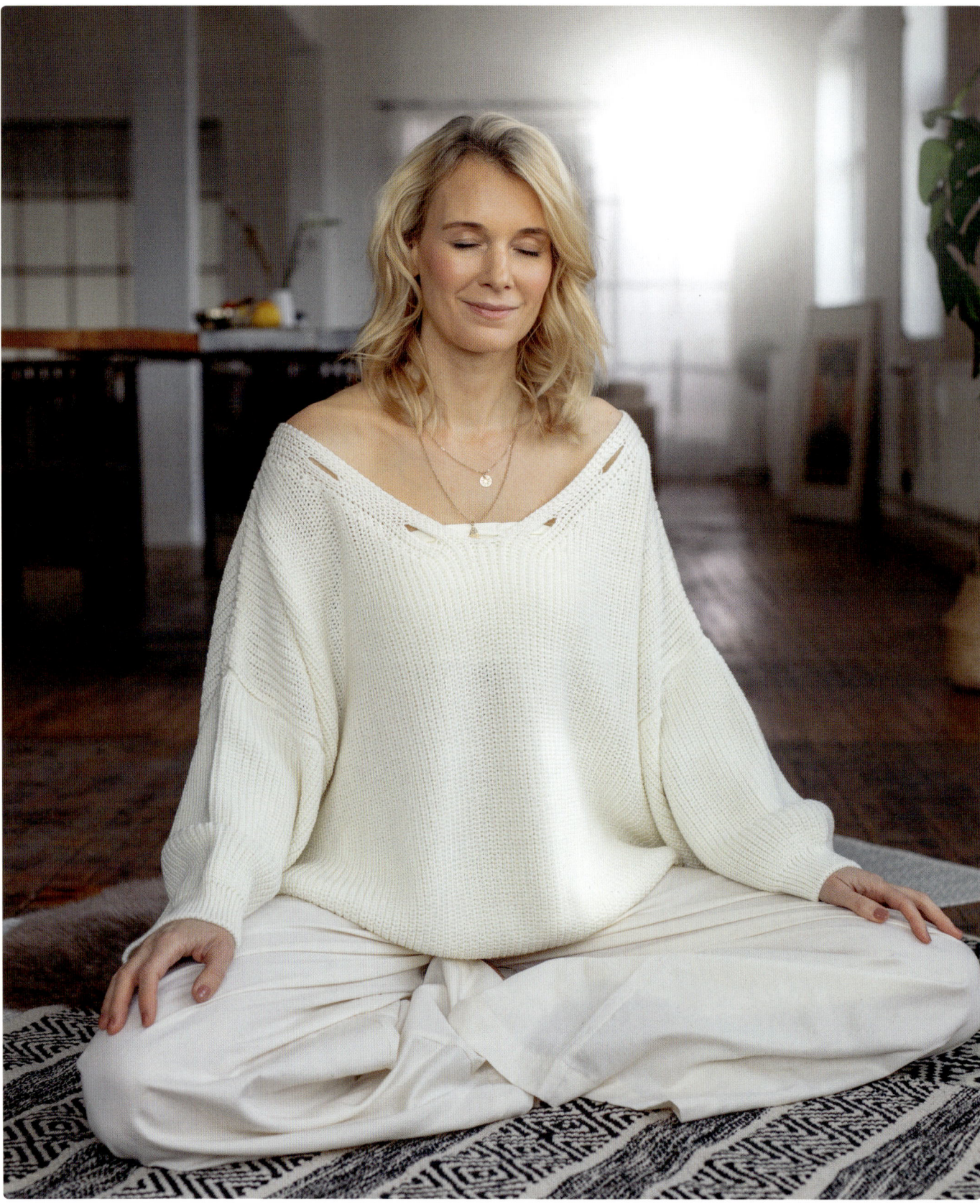

TAG 14 _ SELBSTBEWUSSTSEIN STÄRKEN

Regelmäßigkeit und Routinen geben uns Sicherheit und bringen uns so näher zu dem Empfinden von Zuversicht. Zuversicht lässt den Geist beständig und unerschütterlich werden. Je häufiger wir etwas Bestimmtes tun, desto mehr wird unser Gedächtnis aktiviert mit einem Bewusstsein für das bereits Bekannte, und genau das baut ein nachhaltiges Gefühl von Selbstbewusstsein auf.

1. Beginne mit der Yogapraxis als Warm-up.
2. Stell dir deinen Timer auf zehn Minuten.
3. Komm in eine bequeme sitzende Haltung.
4. Entspanne deine Schultern, dein Gesicht, deinen Unterkiefer.
5. Beginne den yogischen Atem (Ujjayi Pranayama) von Tag 7 aufzubauen.
6. Finde dann zu einem Atemrhythmus im Verhältnis von 5:5:5. Das bedeutet, dass du auf 5 Takte einatmest. Dann hältst du den Atem für 5 Takte (siehe Tag 5) und atmest dann aus auf 5 Takte. Modifiziere, falls sich ein Zählen bis 4 oder 6 besser für dich anfühlt. Aber bleibe dann bei deinem gleichbleibenden Rhythmus.
7. Fahre fort, bis der Timer ertönt.
8. Nimm dir einen Moment, um zu beobachten, wie du dich fühlst.

»So du zerstreut bist,

lerne auf den Atem zu achten.«

Buddha

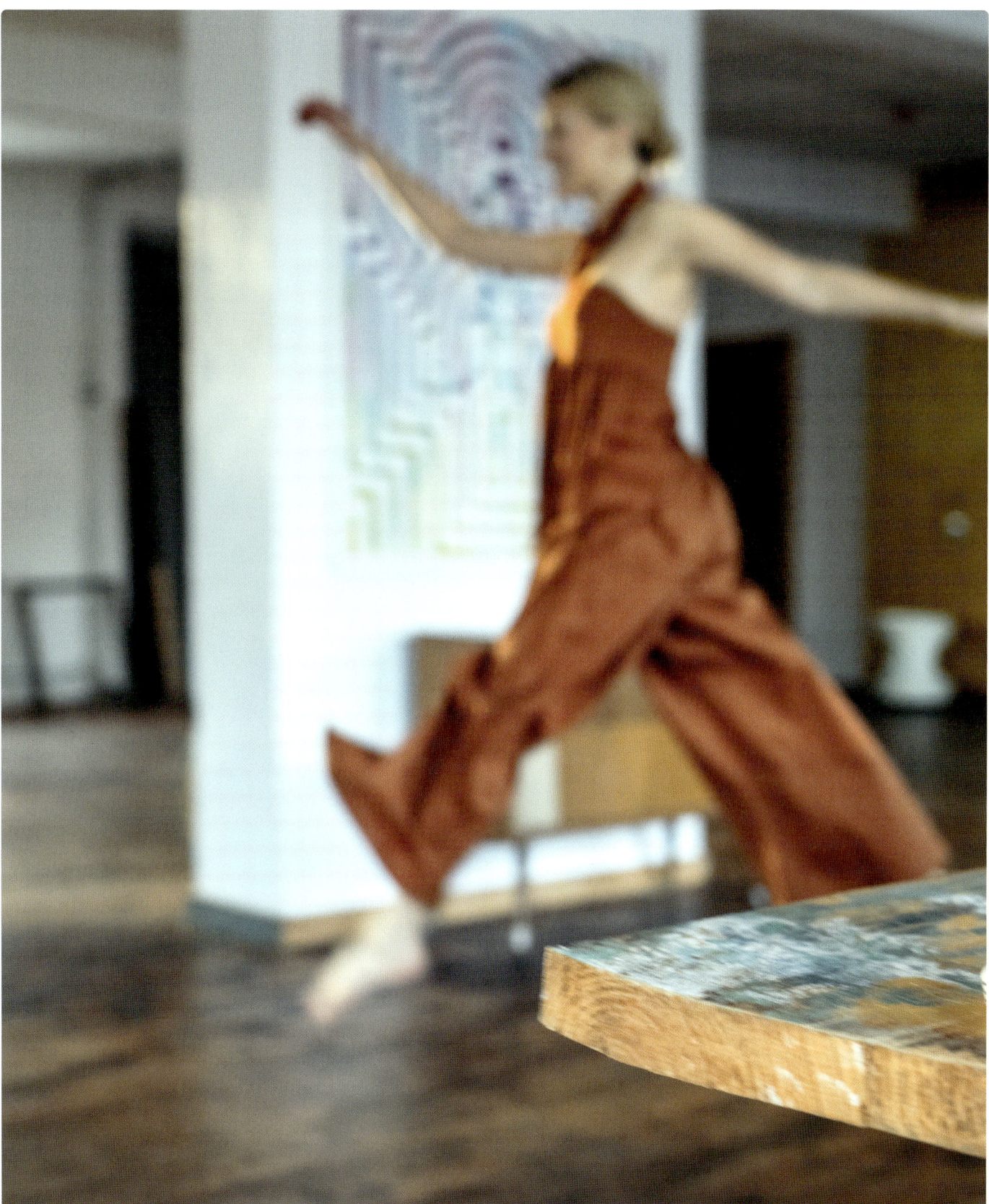

WOCHE 3: GESUNDHEIT STÄRKEN UND DAS IMMUNSYSTEM OPTIMIEREN

Jetzt hast du schon viele Aspekte deines Atems kennengelernt. Du bist dadurch nun um einiges sensibler geworden für die Vorgänge in deinem Körper und vor allem auch dafür, wie du dich fühlst. DER ATEM WIRD JETZT NACH UND NACH ZU EINER ART TELEFON, DAS DU NUTZEN KANNST, UM DICH SOZUSAGEN SELBST ANZURUFEN UND BEI DIR SELBST EINZUCHECKEN. Über den Atem kannst du merken, wo du Anspannungen im Körper hast, wo es sich eng und fest anfühlt, und diese Verspannungen kannst du dann bewusst über den Atem wieder lösen.

IN DIESER DRITTEN WOCHE TAUCHEN WIR EIN IN ATEMTECHNIKEN, DIE DAZU DIENEN, UNSERE GESUNDHEIT ZU UNTERSTÜTZEN. Das passiert über den bewussten Stressabbau, eine gut funktionierende Verdauung, ausreichende Regeneration während der Schlafenszeit und über die Herzkohärenz.

An Tag 15 starten wir mit einer Feueratmung, die man am besten morgens auf nüchternen Magen praktiziert. Sie reinigt Körper, Geist und Seele und ist ein richtiger Wachmacher. Vor allem dein Verdauungssystem wird angekurbelt.

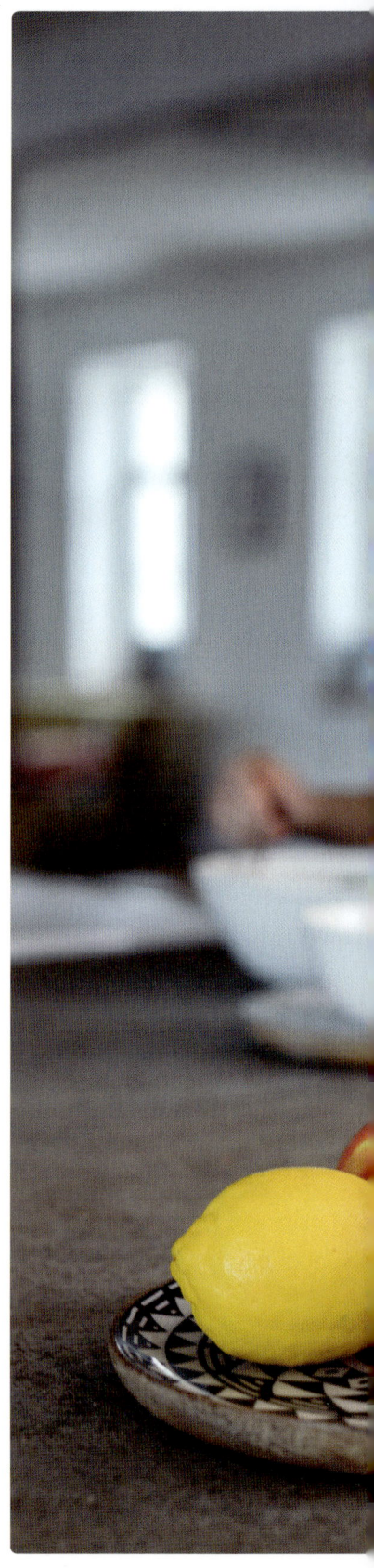

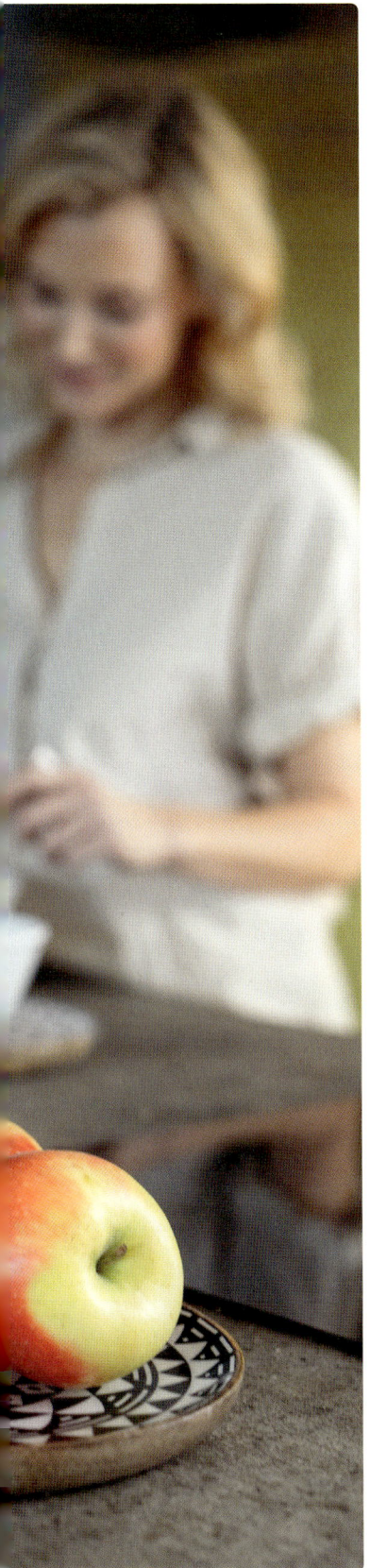

 3

Das ist besonders deshalb wichtig, da es dafür sorgt, die aufgenommene Nahrung für den Organismus nutzbar zu machen. Aber es gibt noch weitere Gründe, warum wir auf eine gute Verdauung achten sollten. »DER DARM BILDET ZWEI DRITTEL DES IMMUNSYSTEMS AUS, HOLT ENER-GIE AUS BRÖTCHEN UND TOFU-WURST UND PRODU-ZIERT MEHR ALS ZWANZIG EIGENE HORMONE«, so Giulia Enders in ihrem Bestseller »Darm mit Charme«. Es ist ein großartiges Buch, das ich nur empfehlen kann für alle, die mehr über ihr Verdauungssystem wissen möchten.

Achtung, bei der Feueratmung liegt die Betonung auf der Ausatmung statt auf der Einatmung, wie wir es sonst ge-wohnt sind. Das ist am Anfang meist etwas ungewohnt für den einen oder die andere. DURCH DIE KRAFTVOLLE AUSATMUNG WERDEN DER GESAMTE STOFFWECHSEL UND DIE BLUTZIRKULATION ANGEREGT. Giftstoffe und Abfallprodukte können so besser ausgeschieden werden.

Die meisten Menschen sind sich gar nicht bewusst, dass sie nicht ihre volle Atemkapazität nutzen. Über Jahre hinweg haben sie sich eine oberflächliche und nicht sehr gesunde Atmung angewöhnt. Ich habe einmal von einem Yogalehrer den Satz gehört, dass in jedem Atemzug mehr Energie ste-cke, als wir jemals nutzen könnten. DER GRUND, WARUM WIR UNS OFT SO SCHLAPP FÜHLEN, SEI DESHALB, DASS DIE MEISTEN VON UNS NICHT RICHTIG ATMEN.

Tag 16 und Tag 18 deines Atemprogramms befasst sich darum damit, wie man tiefer und vollständig atmet, um mehr Energie zur Verfügung zu haben. Dabei lernst du nicht nur die Zwerchfellatmung zu vertiefen, sondern auch alle drei Atembereiche, die du in Woche 1 kennengelernt hast, ganz bewusst einzusetzen.

IN DIESER WOCHE GEHT ES AUCH UM DIE HERZKOHÄRENZ. SIE IST SO ETWAS WIE DAS GEHIRN DEINES HERZENS. Kohärenz ist der Zustand, in dem unsere Gedanken, unser Herz und der Körper vereint sind und wir eine tiefe Verbindung zu uns und dem Leben fühlen. Das hat mentale, seelische und physische Vorteile. Unsere Herzfrequenz verändert sich, wenn wir Stress, Angst und Wut erfahren. Unser Herz ist dann nicht mehr in einem kohärenten Zustand. Wertschätzung, Liebe und Mitgefühl hilft uns wiederum, in die Kohärenz zu kommen, genauso wie die Resonanzatmung, die ich an Tag 17 vorstelle.

IM YOGA WIRD DIESE ÜBUNG FÜR EINEN OPTIMALE ATEMFREQUENZ SCHON SEHR LANGE UNTERRICHTET. Man weiß um den großartigen Effekt, den diese Form der Atmung mit sich bringt.

Ich selbst habe die Atmung zur Herzkohärenz ursprünglich im Verhältnis 5:5 kennengelernt. Man atmet 5 Sekunden ein und auch 5 Sekunden wieder aus. Erst die Veröffentlichungen des Journalisten James Nestor und der Yoga- und Meditationslehrerin Janick Léonard haben mein Verständnis für diese Atemweise verändert, da beide unter anderem aufschlüsseln, dass eigentlich genau 5,5 Sekunden pro Ein- und Ausatmung dabei gezählt werden sollten. Ich habe dann damit experimentiert und mit anderen Lehrern geforscht und bin auf das Zählen bis 6 gekommen, da sich für mich dabei der größte Effekt zeigte. Und so werde ich es auch unten in der Übung anleiten. Wer aber lieber bei genau 5,5 Sekunden bleiben möchte, der kann auch dazu einen Timer benutzen. Der

Musiker Nick Kello hat dafür kostenlos einen, wie ich finde, sehr schönen Soundtrack erstellt, den du auf Youtube unter dem Titel »Resonance Frequency Breathing« finden und anhören kannst, um deine Atmung zu synchronisieren. [9]

DIE ATEMPRAXIS ZUR HERZKOHÄRENZ IST EIN WUNDERBARES HILFSMITTEL GEGEN STRESS, GENAUSO WIE AUCH DIE ATEMÜBUNG AN TAG 19. Sie ist meine absolute Lieblingsübung, wenn ich nach einem aufwühlenden Tag wieder zur Ruhe kommen möchte. Der Körper speichert all unsere Erlebnisse in den Muskeln und Faszien, und gerade der Psoas-Muskel reagiert da schnell auf Stress. Um ihn kümmern wir uns in dieser Übung. Dadurch, dass dieser Muskel mit dem Zwerchfell verknüpft ist, können wir wunderbar lernen, ihn über den Atem wieder zu entspannen, was viele physische Vorteile mit sich bringt.

Wichtig zu wissen ist, dass der größte Teil unserer Lungen im Körper nach hin-ten hin ausgerichtet ist. Das sollten wir beachten, wenn es darum geht, möglichst immer »dreidimensional« zu atmen. Wir stellen uns dann also vor, dass unser Atemraum sich auch nach hinten hin ausweitet und nicht nur nach vorne. Das kann man ganz wunderbar in die Atemübung an Tag 19 mit einbauen.

Länge und Qualität deines Nachtschlafs haben große Auswirkungen auf deine Gesundheit und deine Leistungsfähigkeit. Unsere Zellen verfügen über eine Art Mechanismus, der dafür sorgt, dass sie zu bestimmten Zeiten aufgeräumt und erneuert werden. Und genau diese lebenswichtigen Reparaturarbeiten werden ausgeführt, wenn wir nachts schlafen. DIE ÜBUNG AN TAG 20 HILFT DIR DABEI, DEINEN SCHLAF ZU VERBESSERN, UM DICH NACHTS OPTIMAL ZU REGENERIEREN.

9) Resonance Frequency Breathing auf Youtube: www.youtube.com/watch?v=Za4gLn2KoHM (Stand: 13.04.2021)

Am letzten Tag lernst du die Box-Atmung kennen. Vielleicht hast du den etwas ungewöhnlichen Begriff ja auch schon einmal gehört. Der Name kommt dabei nicht von der Sportart, dem Boxen, sondern bezieht sich auf die Form einer Box, auf das Quadrat. DER ATEM IST ENTSPRECHEND WIE EINE BOX MIT VIER GLEICH LANGEN SEITEN AUFGEBAUT. Hierbei kontrollierst du die Einatmung und die Ausatmung, wie auch die beiden Pausen dazwischen. Das hat einen harmonisierenden Effekt auf deinen Körper. Stress wird reduziert, der Körper entspannt sich. Darüber hinaus baut man durch kontinuierliches Üben eine bessere Resilienz gegen Stress auf und schützt seinen Körper damit vor den physischen Nebenwirkungen von Stress. Wer sich sehr wohlfühlt mit dem Tempo und noch Luft nach oben hat, kann bei dieser Atmung auch auf 5 oder 6 Zähler pro Einheit erhöhen.

VIEL SPASS MIT DEN ÜBUNGEN DER LETZTEN WOCHE!

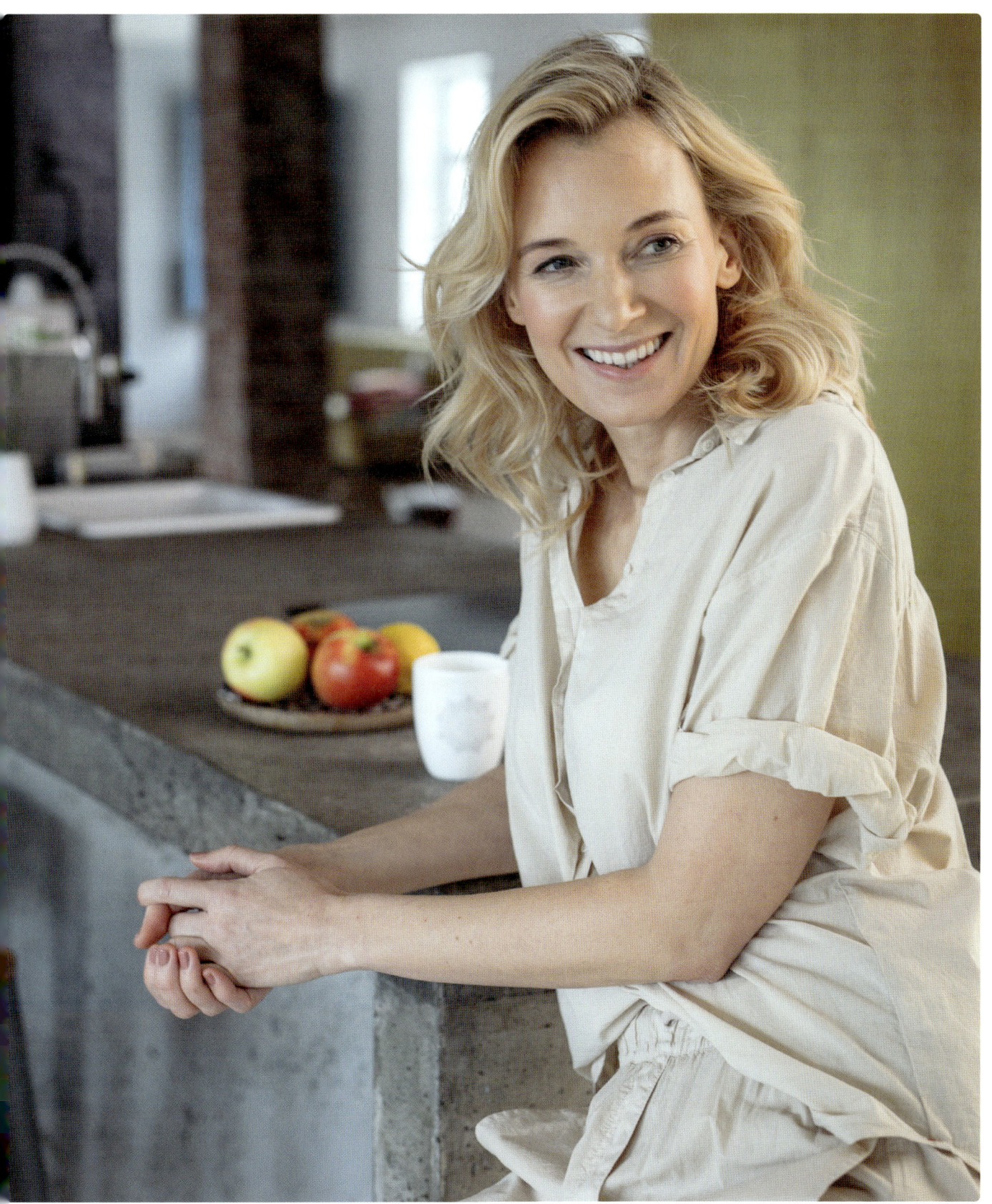

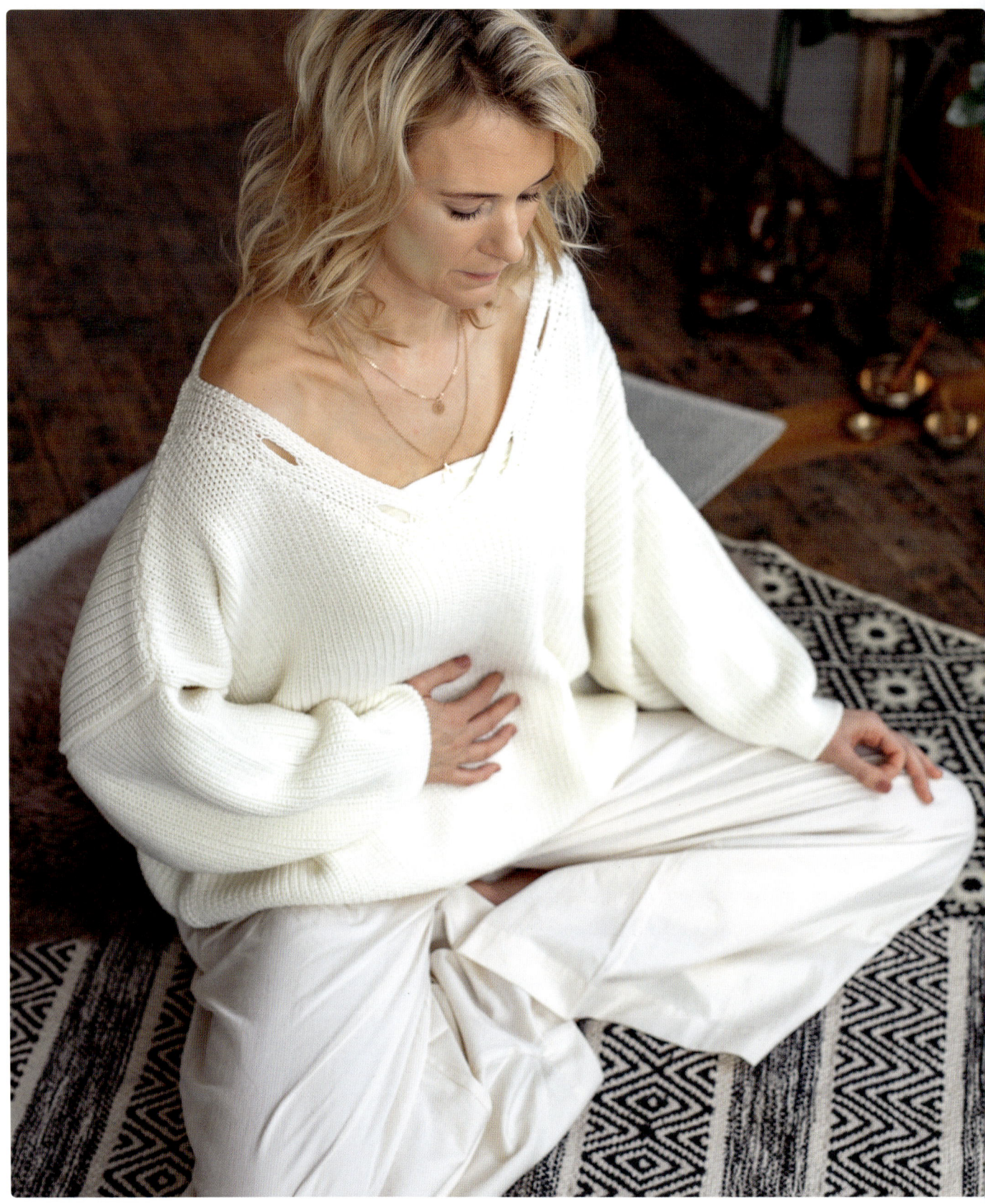

TAG 15 _ VERDAUUNG OPTIMIEREN

Feueratmung, auch Kapalabhati genannt, ist nicht nur eine Atemübung, sondern gilt im Yoga auch als eine reinigende Technik (Kriya), um die Ausscheidungssysteme des Körpers anzuregen und zu unterstützen.

ANMERKUNG: Diese Übung sollte nie mit vollem Bauch praktiziert werden. Halte einen Zeitraum von mindestens zwei Stunden ein, bis du nach einer Mahlzeit diese Atemtechnik anwendest. AM BESTEN ÜBST DU DIE FEUERATMUNG MORGENS AUF NÜCHTERNEN MAGEN.

1. Beginne mit der Yogapraxis als Warm-up.
2. Komm in eine bequeme sitzende Haltung.
3. Entspanne deine Schultern, dein Gesicht, deinen Unterkiefer.
4. Die Feueratmung ist eine Bauchatmung. Nimm dir also einen Moment, um tief in den Bauch ein- und auszuatmen.
5. Bring dann deinen Fokus darauf, den Atemzug mit der Ausatmung zu beginnen. Zieh dafür kraftvoll die Bauchdecke ein, als ob du einen »Punch« in die Magengegend bekommen würdest.
6. Verzögere für einen Moment die Einatmung und lass sie dann auf natürliche Art und Weise kommen, indem du den Bauch loslässt.
7. Wichtig für diese Atmung ist es, dass du dich wirklich nur auf die stoßartige Ausatmung konzentrierst und die Einatmung natürlich passieren lässt.
8. Finde ein ruhiges und gleichmäßiges Tempo.
9. Bleib dabei für 50 Wiederholungen.
10. Nimm dann einige ruhige Atemzüge als erholsame Pause.
11. Wiederhole noch zwei weitere Male eine Runde mit 50 Wiederholungen und einer Pause dazwischen.
12. Bleib am Ende der drei Runden für ein paar Atemzüge in Stille sitzen, komm in den natürlichen Atem zurück und beobachte, wie du dich fühlst.

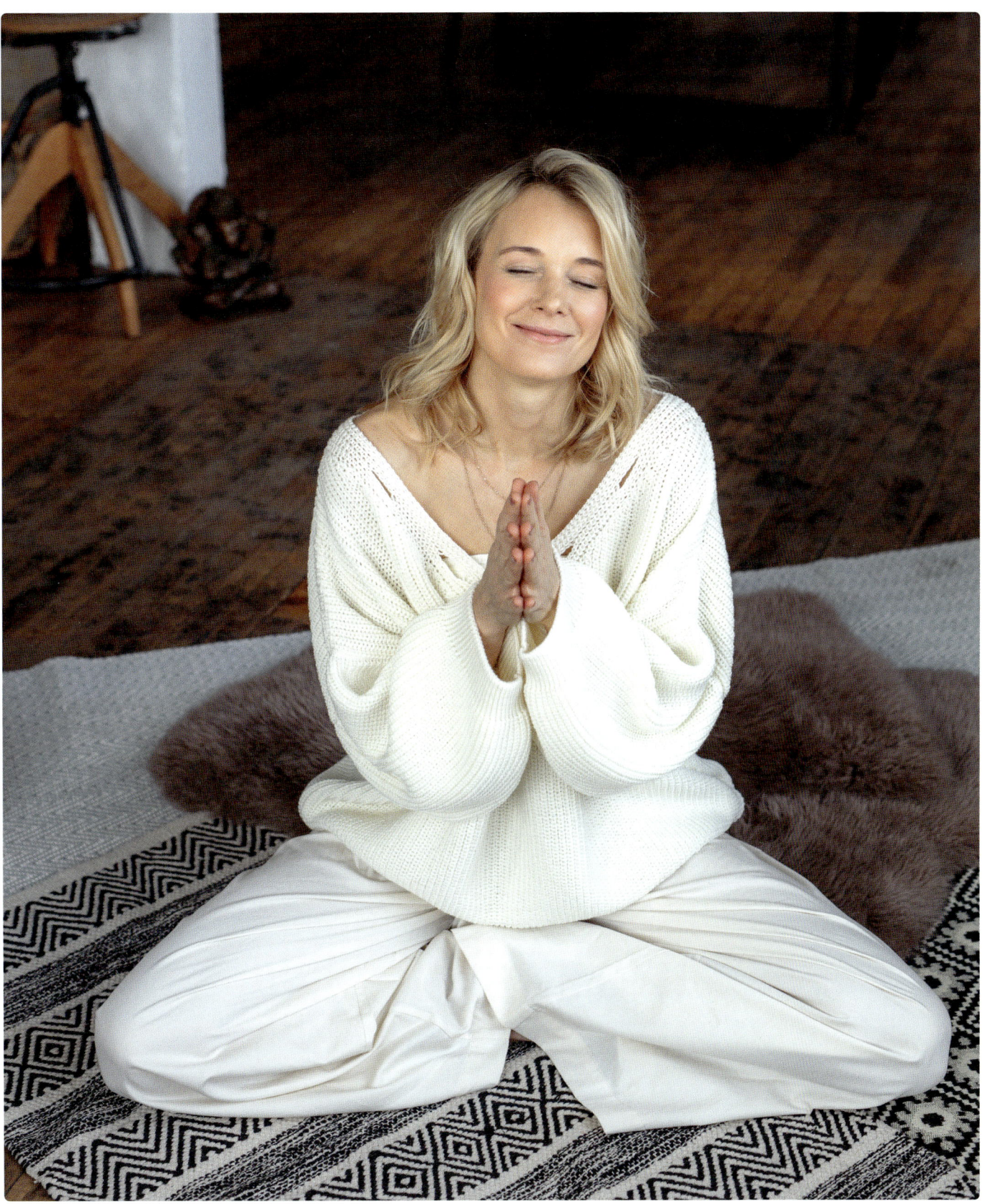

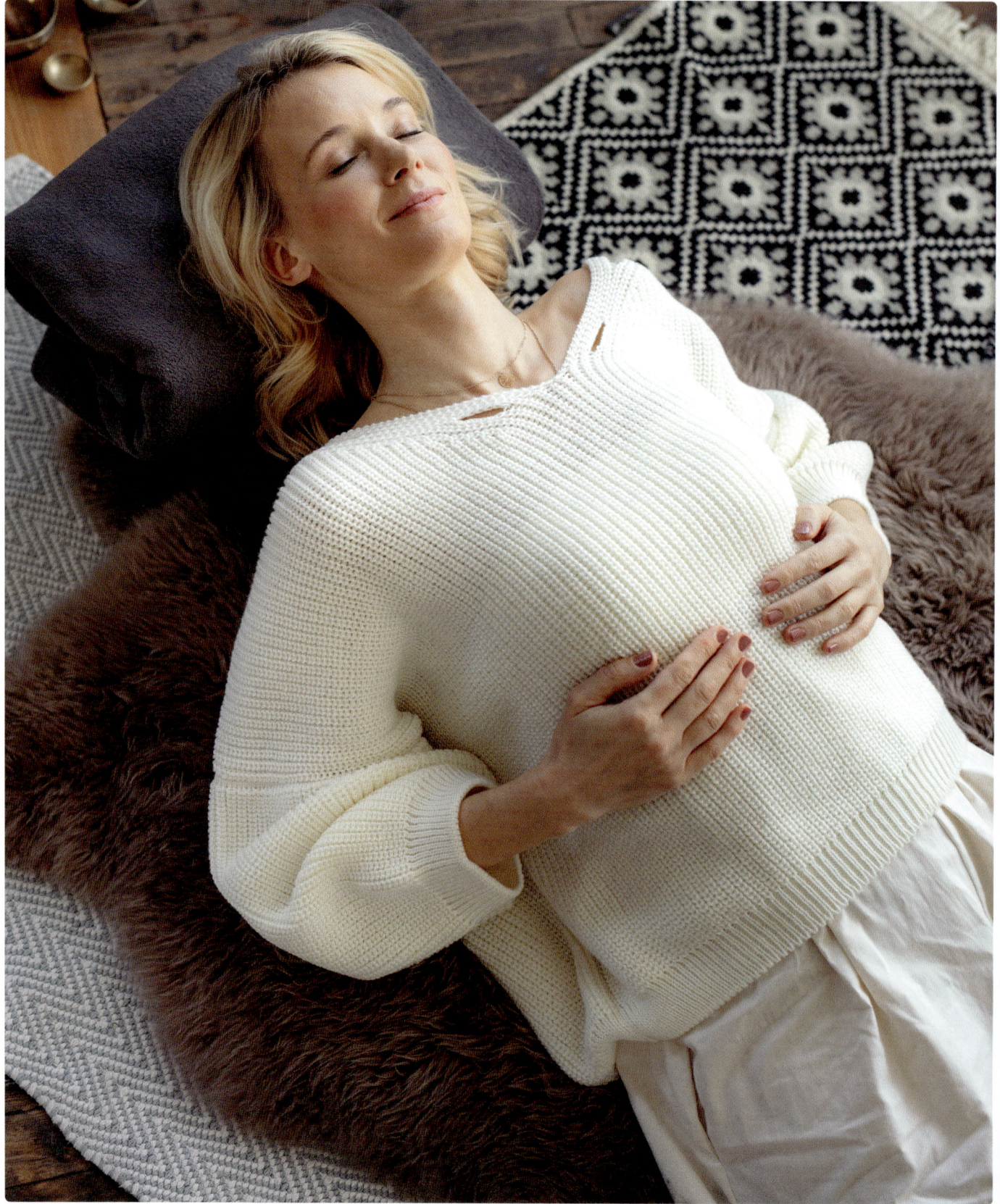

_3_

TAG 16 _ ENERGIE STEIGERN

Heute üben wir eine Atemtechnik, die sich »gegen den Strich atmen« (Viloma Pranayama) nennt. Diese Form der Atmung ist auf der vollständigen Atmung (Dirgha Pranayama) von Tag 6 aufgebaut, nur dass du dieses Mal den Atemprozess mehrfach unterbrichst. Diese Atmung schenkt dir Leichtigkeit, Energie und Wohlbefinden. Lege dir ein extra Kissen oder ein Bolster für diese Übung bereit.

Seite _ 147

1. Beginne mit der Yogapraxis als Warm-up.

2. Stell dir deinen Timer auf acht Minuten.

3. Komm in eine bequeme liegende Haltung, mit einem Kissen oder Bolster unter dem oberen Rücken, um den Brustkorb zu weiten und für eine Gefühl der Öffnung im Brustraum. Achte darauf, dass dein Kopf leicht erhöht ist und dein Kinn sich in Richtung Brustkorb neigt.

4. Lege deine Hände auf den unteren Bauch und atme langsam nur zu einem Drittel in deinen unteren Bauch ein. Mache hier einen Stopp und halte den Atem an. Versetze die Hände auf die mittleren Rippen und atme dann weiter das zweite Drittel an Atemluft in deinen mittleren Brustkorb ein. Mache wieder einen Stopp und halte den Atem kurz an. Versetze die Hände auf die Höhe deiner Schlüsselbeine und atme zuletzt in den oberen Brustkorb vollständig ein. Stoppe hier ein letztes Mal und halte den Atem kurz an.

5. Atme dann langsam und vollständig wieder aus.

6. Wiederhole die Übung. Nimm dabei wahr, wie der Rumpf sich sowohl nach vorne, zu den Seiten als auch nach oben hin ausdehnt.

7. Bleib in dieser Weise bei deinem Atem, bis der Timer ertönt.

8. Komm langsam aus der liegenden Haltung hoch ins Sitzen. Nimm dir einen Moment, um zu beobachten, wie du dich fühlst.

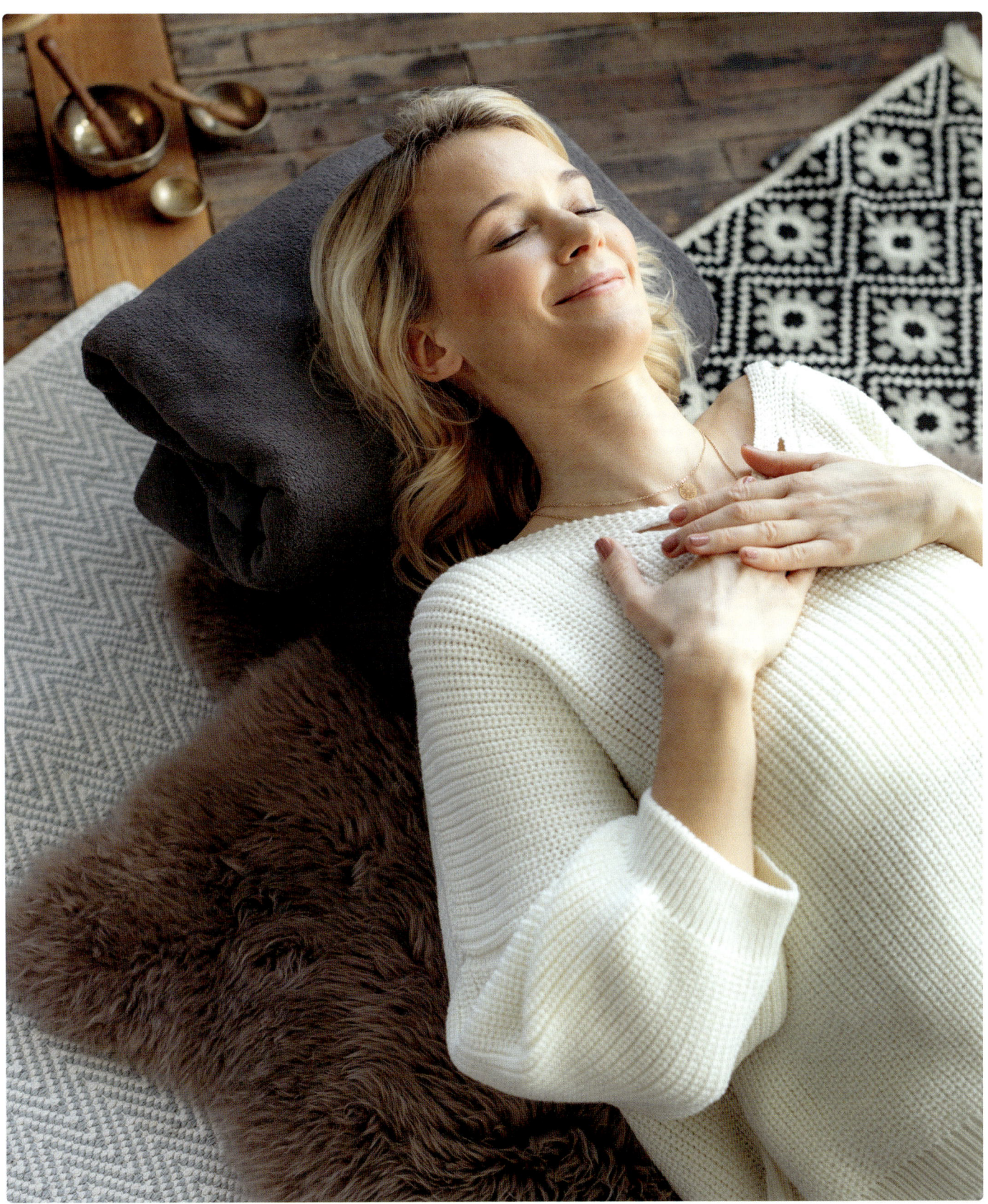

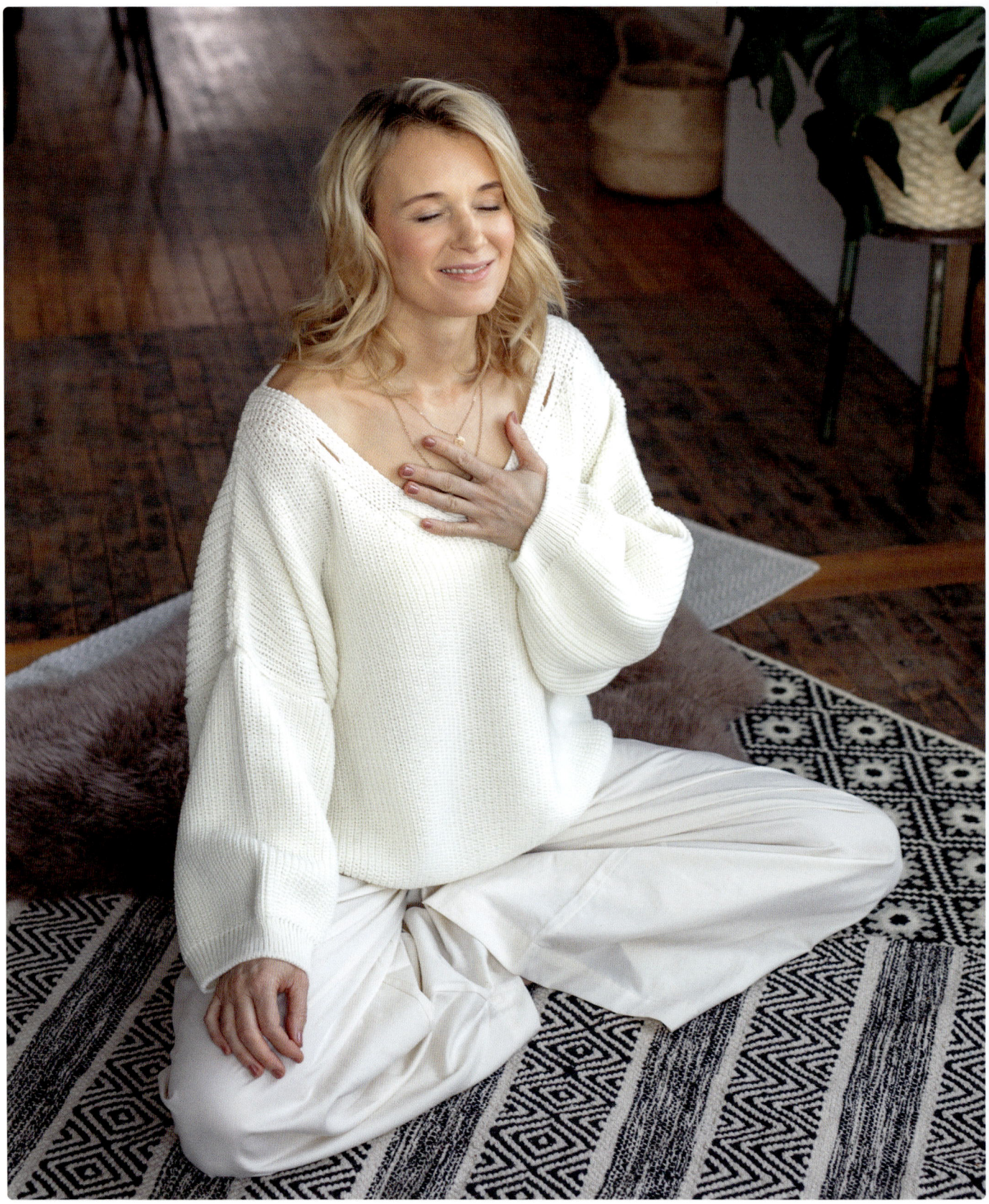

 **TAG 17 _ HERZKOHÄRENZ**

Durch die vertiefte regelmäßige Atmung in dieser Übung wird der Herzrhythmus reguliert und die Aktivitäten des sympathischen und parasympathischen Nervensystems werden synchronisiert. So kann Herzkohärenz entstehen und ein physisches und psychisches Gleichgewicht stellt sich ein.

ANMERKUNG: Wie bereits erwähnt, wird diese Übung häufig mit einem Fünf-Takte-Rhythmus unterrichtet. Da es aber, um genau zu sein, 5,5 Sekunden für die Ein- bzw. Ausatmung braucht, um auf 5,5 Atemzüge pro Minute zu kommen und um damit die Herzkohärenz herzustellen, habe ich für mich herausgefunden, dass ein Zählen bis 6 besser funktioniert als das Zählen bis 5. Es gibt auch Apps, die dir dabei helfen, den genauen Rhythmus zu finden.

1. Beginne mit der Yogapraxis als Warm-up.
2. Stell dir deinen Timer auf zehn Minuten.
3. Komm in eine bequeme sitzende Haltung.
4. Entspanne deine Schultern, dein Gesicht, deinen Unterkiefer.
5. Bring deine Aufmerksamkeit zu deinem Atem. Beobachte ihn, ohne ihn zu verändern, wie du es bereits bei der Atem-Achtsamkeitsübung gelernt hast. Beobachte dafür das Ein- und Ausströmen des Atems. Beobachte, wie der Atem sich durch deinen Körper bewegt, und nimm auch ganz bewusst die Übergänge von der Ein- zur Ausatmung wahr – und umgekehrt.
6. Zähle mit der nächsten Einatmung langsam bis sechs.
7. Zähle mit der Ausatmung langsam bis sechs.
8. Bleibe bei diesem Rhythmus, bis der Timer ertönt. Spüre einen Moment nach.

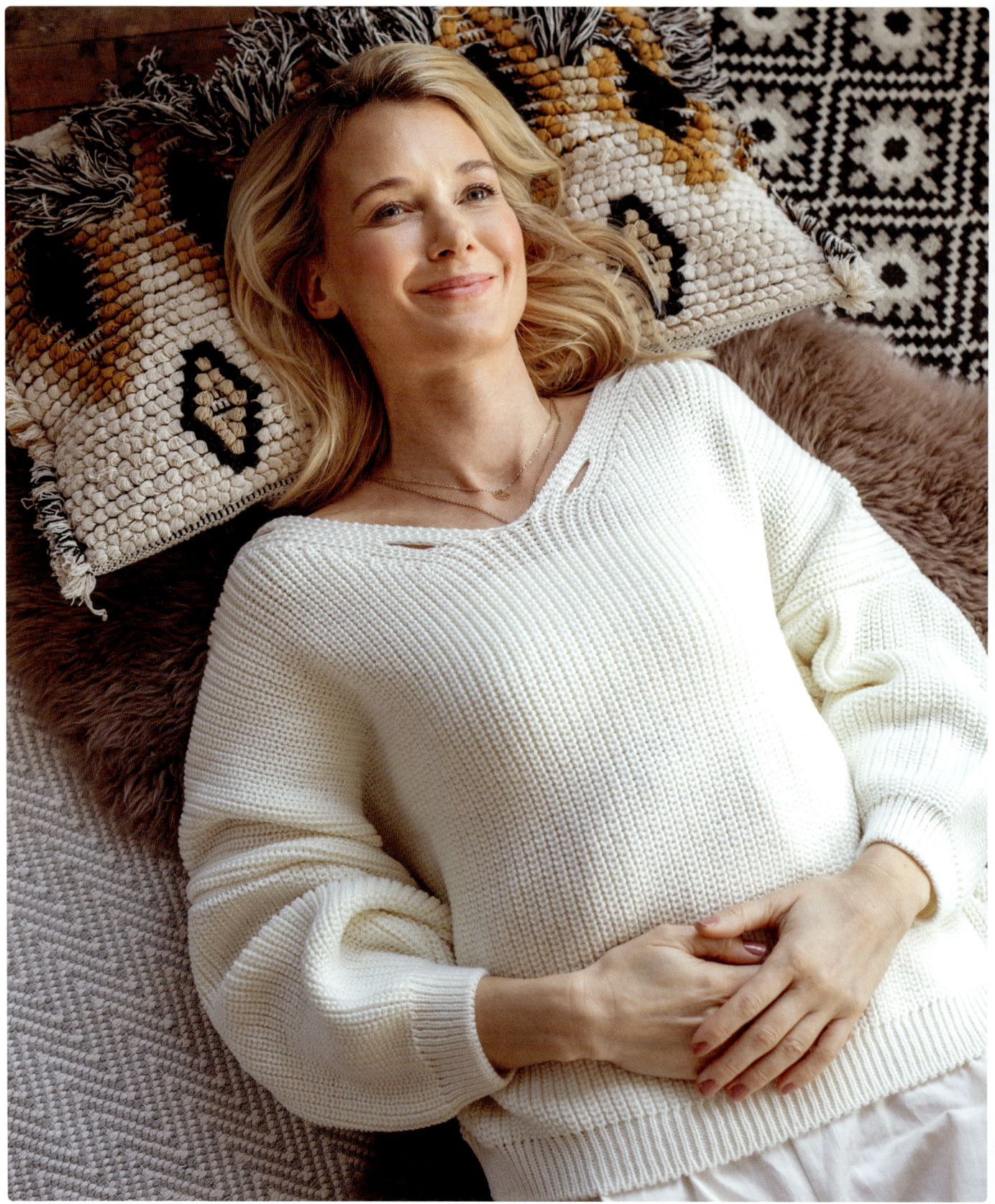

TAG 18 _ ATEMVOLUMEN ERHÖHEN

Zwerchfellatmung (oder auch Bauchatmung genannt) hilft dir, mehr Sauerstoff zur Verfügung zu haben. Außerdem entspannt die tiefe Atmung auf körperlicher und seelischer Ebene und hilft dadurch auch gegen Ängste.

1. Beginne mit der Yogapraxis als Warm-up.
2. Stell dir deinen Timer auf acht Minuten.
3. Komm in eine bequeme liegende Haltung mit aufgestellten Beinen.
4. Entspanne deinen ganzen Körper. Lass deinen Unterkiefer entspannt etwas tiefer sinken.
5. Bring dann deine Aufmerksamkeit zu deinem Atem. Beobachte ihn für drei Atemzüge, ohne ihn dabei zu verändern.
6. Leg deine Hände auf den Bauch. Atme ein in deine Hände, sodass sich dein Bauch mit der Einatmung hoch- und in deine Handinnenflächen hineinwölbt. Und mit der Ausatmung senkt sich der Bauch langsam wieder.
7. Während du einatmest, zähle deinen Atem langsam und gleichmäßig. Finde die gleiche Länge für die Ein- wie die Ausatmung.
8. Beginne den Atem immer mehr auszudehnen, dass du dich zum Beispiel von dem Zählen auf 6 langsam auf 10 oder sogar 12 steigerst. Bleibe dabei ruhig und entspannt.
9. Fahre fort, bis der Timer ertönt.
10. Komm langsam aus der liegenden Haltung hoch ins Sitzen. Nimm dir einen Moment, um zu beobachten, wie du dich fühlst.

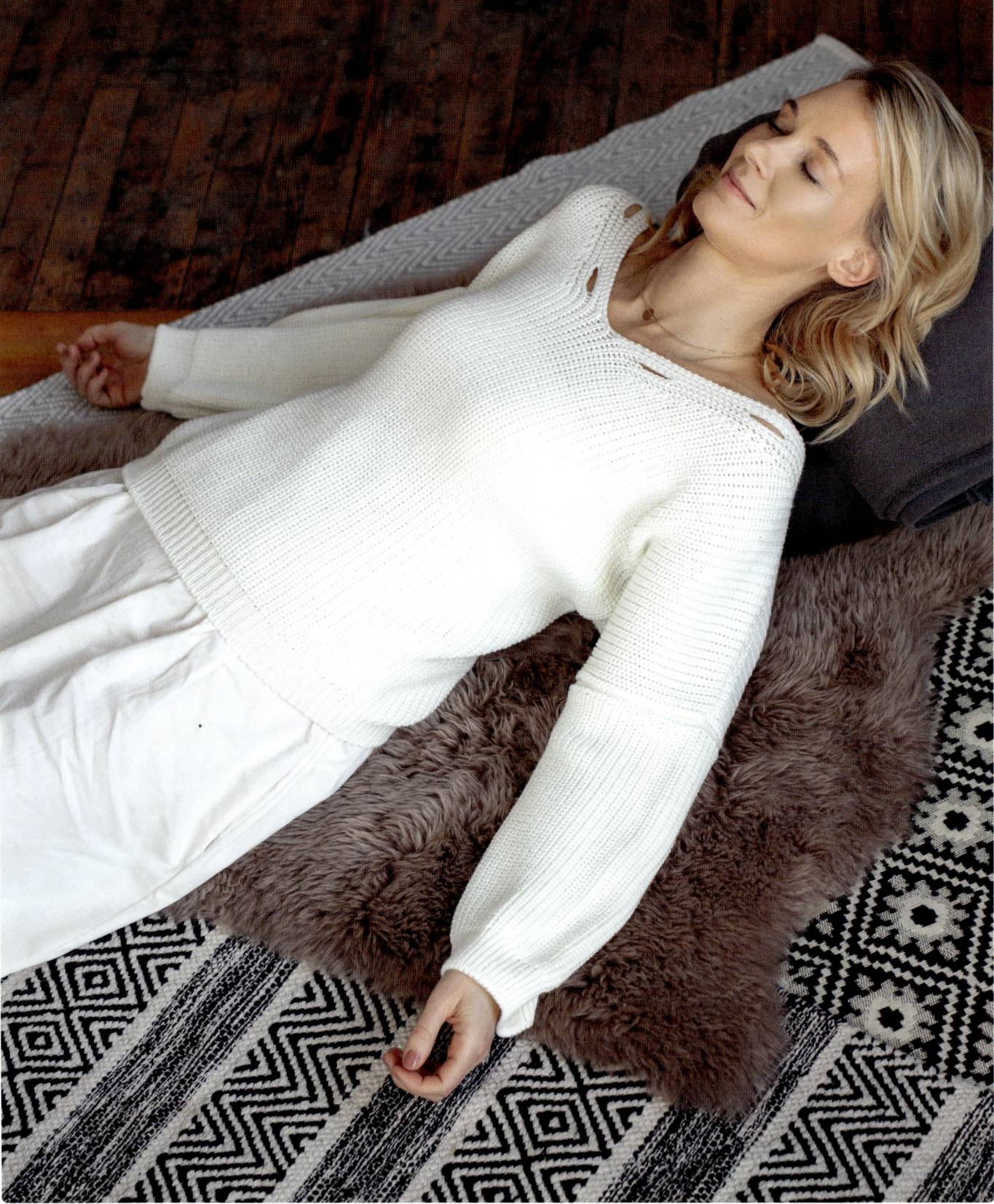

TAG 19 _ STRESS ABBAUEN

Diese Übung eignet sich besonders für den Abend, um die Anspannung aus dem Körper gehen zu lassen, und als Vorbereitung für eine erholsame Nacht. In dieser Übung entspannst du über die Atmung den oberen Ansatz des Psoas-Muskels. Der Psoas-Muskel, auch Lenden-Darmbein-Muskel genannt, gibt dem Körper Halt und Stabilität und ist auch als »Trauma-Muskel« bekannt. Wenn wir oft in Stress geraten, spannen wir den Psoas-Muskel meist für längere Zeit unbewusst an. Und diese Anspannung über einen langen Zeitraum kann bewirken, dass sich unser Körper permanent in einem »Flucht-oder-Kampf-Modus« befindet. Wenn wir in Anspannung und Hektik sind, atmen wir außerdem auch viel mehr ein als aus und sorgen damit dafür, dass sich der Brustkorb unverhältnismäßig weit nach vorne aufbläht. In dieser Atemübung lernst du, den aufgebauten Druck wieder abzubauen und dich zu entspannen. Lege dir ein extra Kissen oder ein Bolster für diese Übung bereit.

1. Beginne mit der Yogapraxis als Warm-up.

2. Stell dir deinen Timer auf fünfzehn Minuten.

3. Komm in eine bequeme liegende Haltung, mit einem Kissen oder einem Bolster unter dem Rücken. Achte darauf, dass das Bolster oder das Kissen dieses Mal nur bis zu den Schulterblättern reicht und der Rest des Rückens frei ist bzw. Richtung Boden sinkt.

4. Streck die Beine lang aus und achte darauf, dass du bequem liegst.

5. Lege beide Hände seitlich auf deine unteren Rippenbögen. Atme tief in die Seiten deines Brustkorbs und lass mit der Ausatmung deine Rippenbögen sich absenken. Denke daran, dass du mit jeder Ausatmung angesammelte Spannung loslässt. Achte darauf, den Rücken nicht durch Kraft zum Boden zu drücken, sondern ihn durch das bewusste Loslassen mit jeder Ausatmung auf natürliche Art und Weise tiefer sinken zu lassen.

6. Bleibe bei dem Beobachten des Ausatmens und nimm bewusst wahr, wie du mit jedem Mal die Rippenbögen ein klitzekleines bisschen tiefer sinken lässt.

7. Wenn du nach einiger Zeit spürst, dass du mehr Platz zum Absinken brauchst, dann rutsch gerne mit deinem Po ein wenig weiter weg von dem Bolster oder Kissen, das du dir untergelegt hast.

8. Entspann so nach und nach eine immer größere Fläche deines mittleren und unteren Rückens Richtung Boden und nimm dir damit die Anspannung aus dem gesamten Körper.

9. Leg dich abschließend, wenn der Timer ertönt, flach auf den Boden und spüre, wie viel von deiner Rückseite du wirklich ganz ablegen kannst. Spür in dich hinein, wie du dich innerlich fühlst.

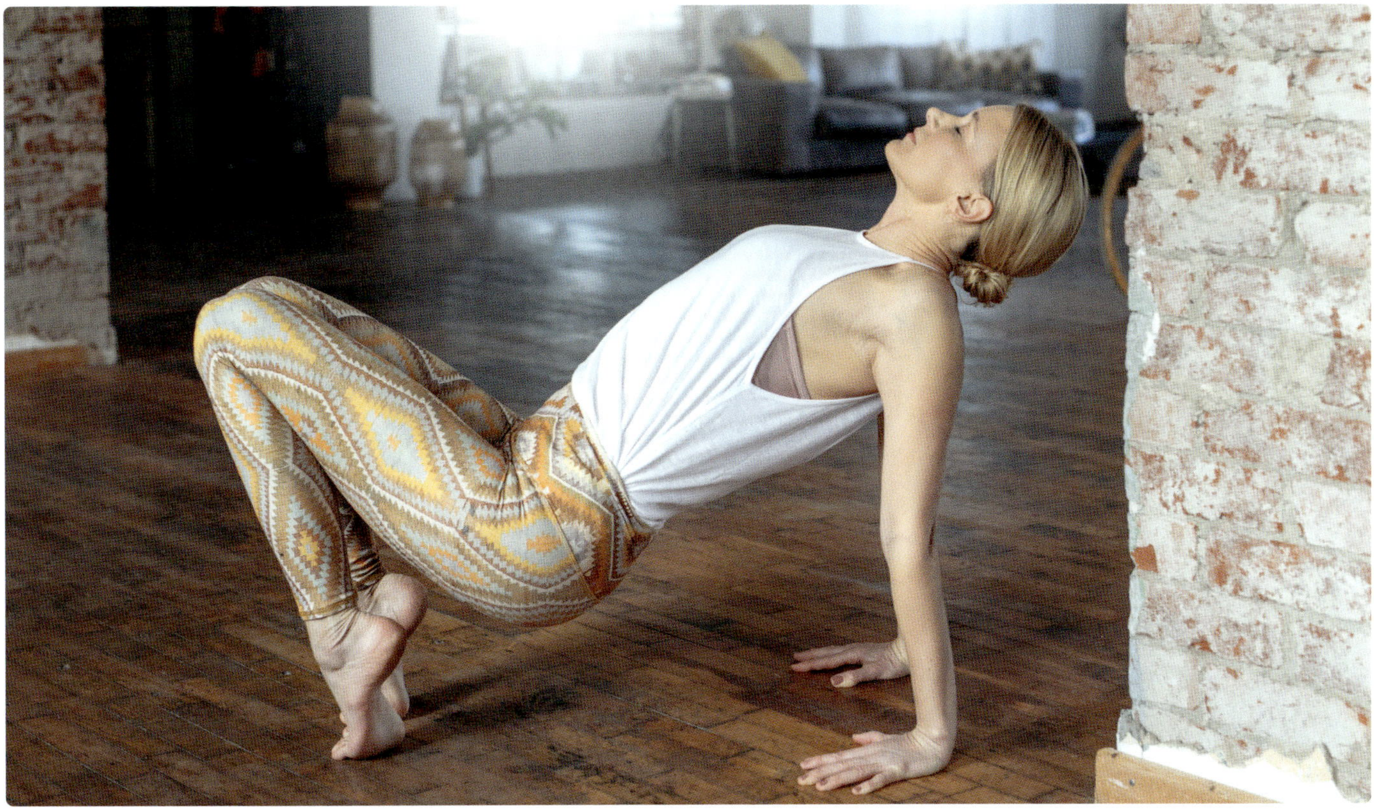

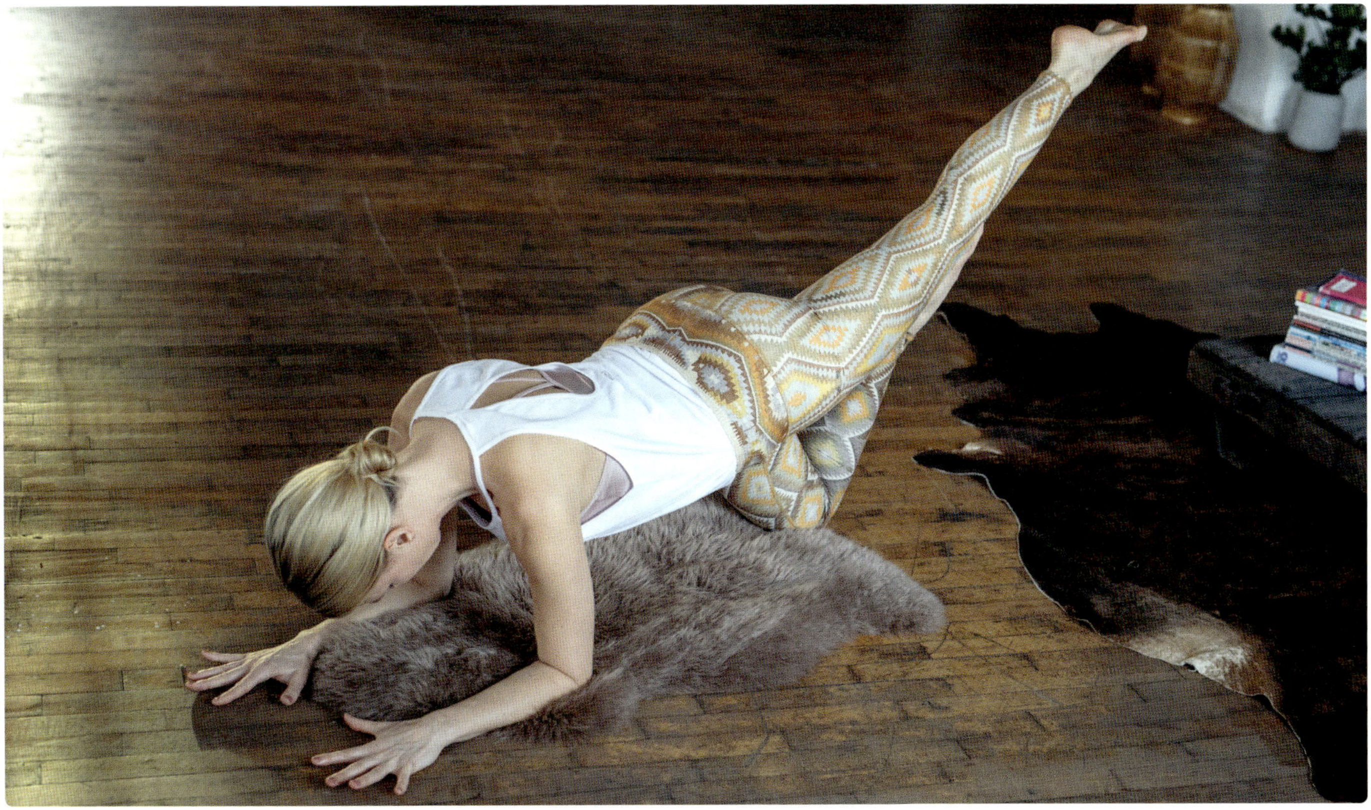

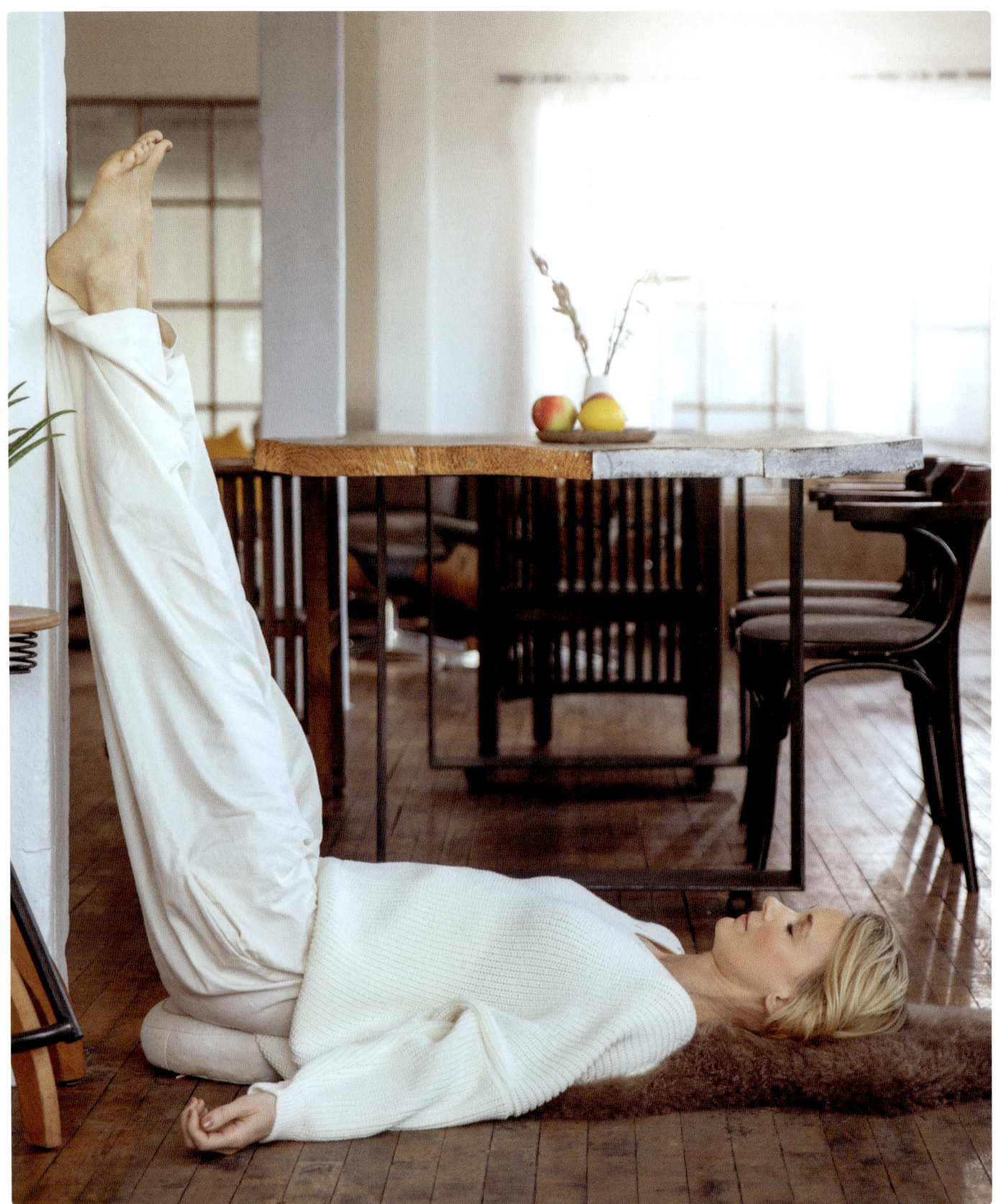

TAG 20 _ BESSER SCHLAFEN

Heute üben wir eine sanfte Umkehrhaltung. Damit verbessert sich die Blutzirkulation im ganzen Körper, vor allem die Beckenorgane werden dabei besser durchblutet und schwere Beine entlastet. Außerdem senkt sich dein Stresslevel. Durch die Entspannung wird eine tiefe und gleichmäßige Atmung gefördert und die Lungenkapazität verbessert. Es ist also die perfekte Vorbereitung auf deinen Schlaf. Lege dir für diese Übung ein festes Kissen bereit.

1. Beginne mit der Yogapraxis als Warm-up, passend zum Thema am besten mit der Yogasequenz für den Abend.
2. Stell dir deinen Timer auf zehn Minuten.
3. Setze dich auf ein festes Kissen seitlich an eine Wand.
4. Lehne dich zurück auf die Unterarme, während du die Beine an der Wand hochbringst.
5. Lege dich nun ganz auf dem Rücken ab.
6. Lege die Arme entspannt zu beiden Seiten des Körpers ab. Entspanne auch deine Schultern und die Nackenmuskulatur.
7. Beginne den yogischen Atem (Ujjayi Pranayama) von Tag 7 aufzubauen.
8. Bleib mit deinem Bewusstsein bei deinem Atem, bis der Timer ertönt.
9. Bringe die Beine wieder herunter und komm langsam aus der liegenden Haltung hoch ins Sitzen. Nimm dir einen Moment, um zu beobachten, wie du dich fühlst.

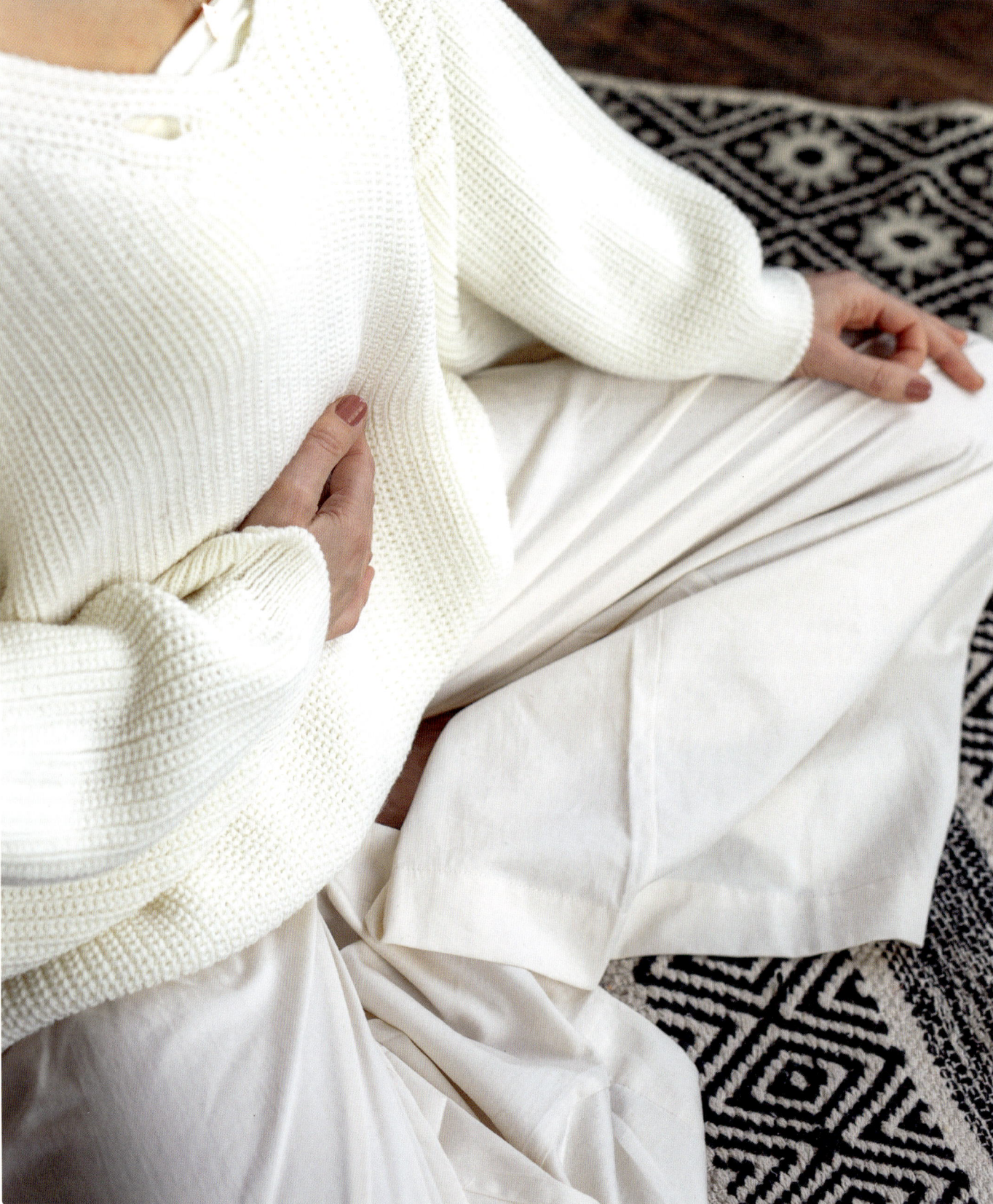

TAG 21 _ DAS IMMUNSYSTEM OPTIMIEREN

Die Atemübung für den letzten Tag unseres Programms ist die Box-Atmung. Diese langsame Atempraxis entlastet das Herz und stärkt das Immunsystem. Das Zwerchfell wird auch das »zweite Herz« genannt. Je häufiger wir die Bauchatmung bzw. Zwerchfellatmung benutzen, desto häufiger entlasten wir unser eigentliches Herz. Die Zwerchfellatmung hilft darüber hinaus, die Lungen zu erweitern, und sie erhöht die Sauerstoffaufnahme und -versorgung. Durch die Stressreduktion, die über die Box-Atmung stattfindet, stärken wir zusätzlich das Immunsystem.

1. Beginne mit der Yogapraxis als Warm-up.

2. Stell dir deinen Timer auf acht Minuten.

3. Komm in eine bequeme sitzende Haltung.

4. Entspanne deinen ganzen Körper. Lass deinen Unterkiefer entspannt etwas tiefer sinken.

5. Bring dann deine Aufmerksamkeit zu deinem Atem. Beobachte ihn für drei Atemzüge, ohne ihn zu verändern.

6. Leg deine Hände auf den Bauch. Atme ein in deine Hände, sodass sich der Bauch mit der Einatmung hoch- und in deine Handinnenflächen hineinwölbt. Und mit der Ausatmung senkt sich der Bauch langsam wieder.

7. Fülle dann deine Lunge durch langsames tiefes Einatmen durch die Nase komplett mit Luft und zähle dabei langsam bis vier. Atme dabei nicht nur über die Brust ein, sondern aktiviere dazu auch das Zwerchfell, sodass sich der Bauch hebt.

8. Halte den Atem für vier Sekunden.

9. Lass die Luft langsam über die Nase wieder aus der Lunge strömen und zähle dabei bis vier.

10. Halte am Ende der Ausatmung den Atem erneut für vier Sekunden.

11. Beginne von vorne im gleichen Rhythmus.

12. Bleib bei dieser Atmung, bis der Timer ertönt.

13. Leg dich im Anschluss an die Übung für einen Moment auf den Boden. Beobachte, wie du dich fühlst.

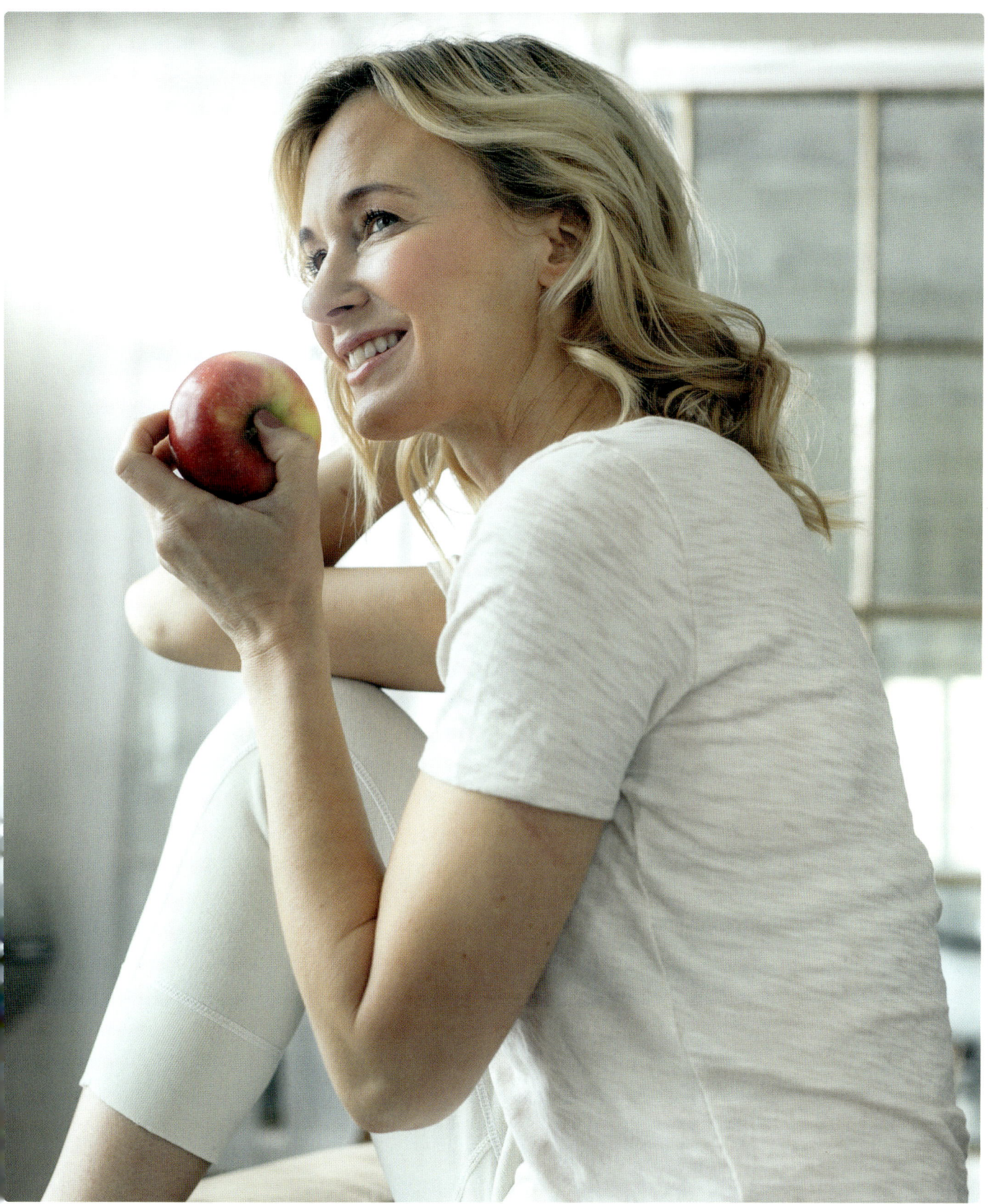

»Heilung entsteht in der Pause

zwischen Aus- und Einatmung.«

Paracelsus

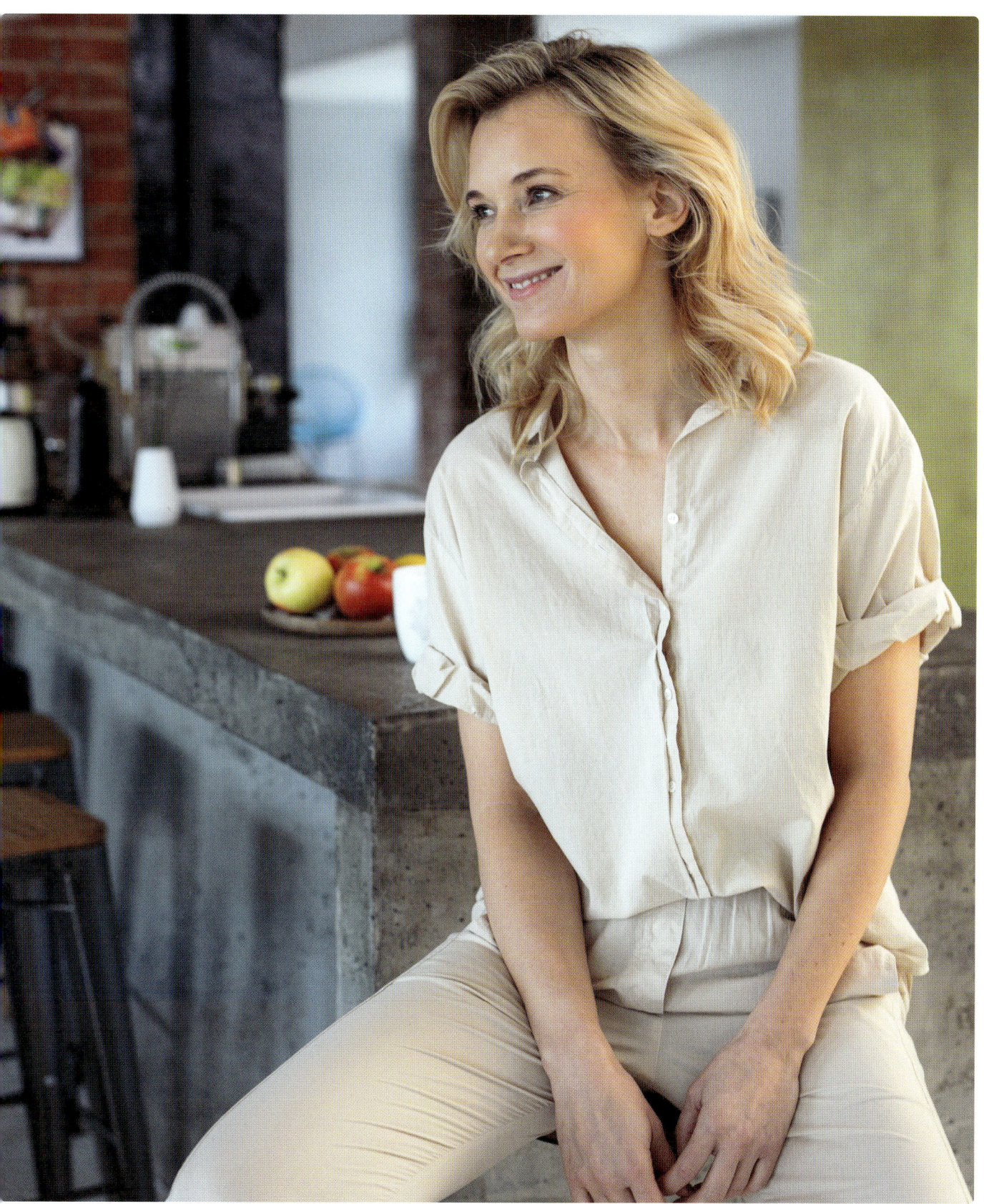

Herzlichen Glückwunsch!

Du hast es geschafft! Nimm dir nun etwas Zeit und lass all dies erst einmal nachwirken. DU HAST DICH JETZT ÜBER DREI WOCHEN HINWEG MIT DEINEM ATEM BESCHÄFTIGT. Kannst du dich noch erinnern, wie du dich zu Beginn des Programms gefühlt hast? Und weißt du noch, wie dein Atem sich da angefühlt hat?

Konntest du Verbesserungen feststellen? HAT DICH DIE ATEMARBEIT MEHR MIT DIR SELBST, DEINEN GEFÜHLEN, DEINER GEISTIGEN KRAFT UND DEINEM KÖRPER VERBUNDEN?

Vielleicht hast du ja so viel Gefallen daran gefunden, dass du dir weiterhin Zeit nehmen möchtest für deinen Atem. Das muss nicht täglich sein, aber wenn du regelmäßig Atembewusstsein übst – vielleicht auch einfach zwischendurch an der Supermarktkasse, im Auto oder auf dem Sofa –, tust du etwas Wundervolles für dich selbst.

In den letzten drei Wochen hast du viele verschiedene Techniken kennengelernt. Nun hast du die Möglichkeit, dich ganz nach Bedarf für eine Atemübung zu entscheiden oder dir deinen eigenen Ablauf zusammenzustellen.

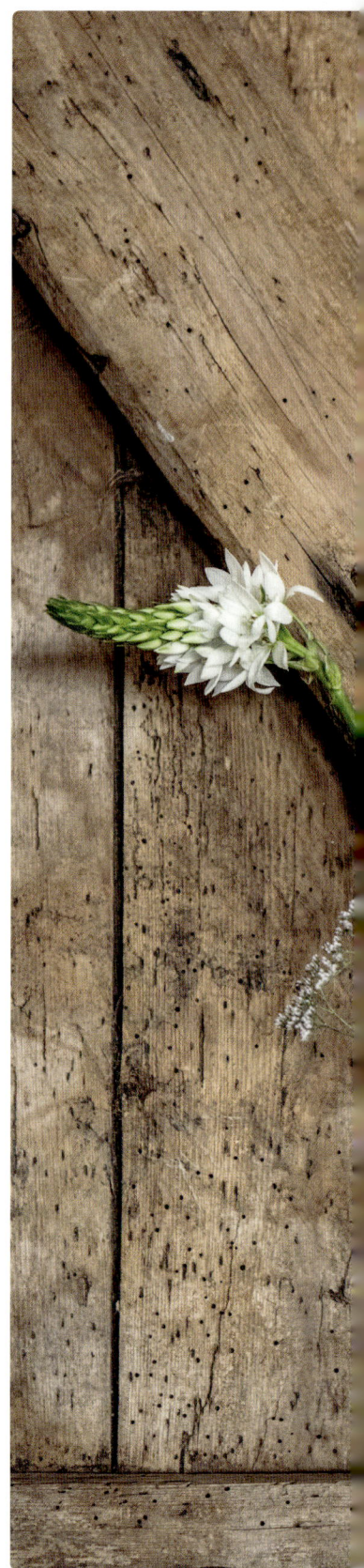

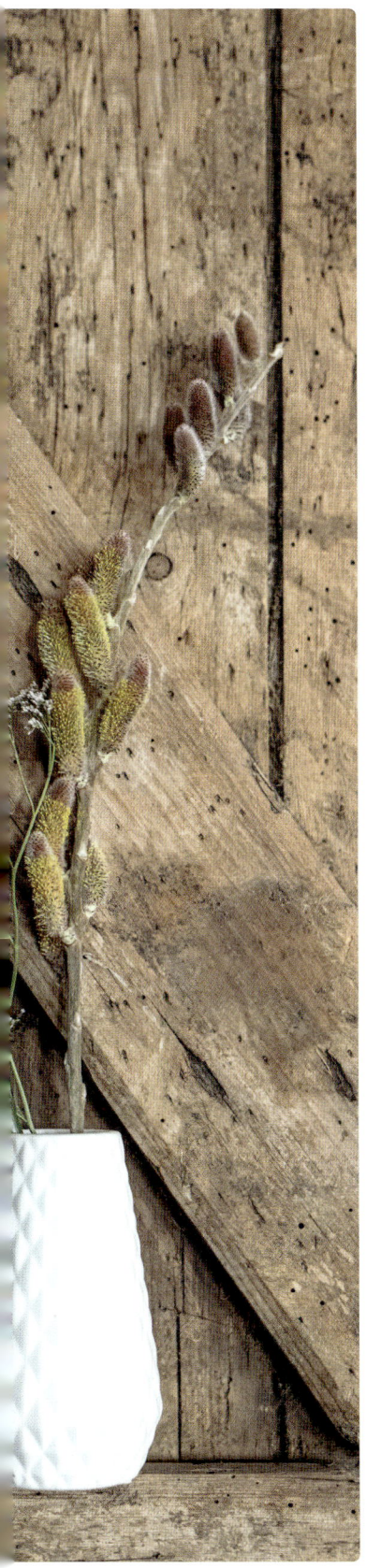

MEINE PERSÖNLICHE MORGENDLICHE ATEMPRAXIS BE-STEHT ZUM BEISPIEL AUS DER KOMBINATION VON VIER VERSCHIEDENEN TECHNIKEN. Ich terminiere sie jeweils auf drei Minuten und praktiziere sie nacheinander:

- Atem-Achtsamkeitsübung (Tag 1) _ *3 Minuten*
- Reinigende Feueratmung (Tag 15) _ *3 Minuten*
- Yogischer Atem (Tag 7) _ *3 Minuten*
- Wechselatmung (Tag 10)_ *3 Minuten*

Das Ganze ist eine wunderbare Vorbereitung für meine Meditation. Damit ich dabei nicht ständig auf die Uhr schauen muss und mich komplett auf den Atem konzentrieren kann, hilft mir ein Timer mit einer Gong-Funktion als Signal, der alle drei Minuten ertönt. Ich benutze dafür die kostenlose App von Insight Timer, aber es gibt noch viele andere solcher Apps.

Am Abend praktiziere ich gerne den Body-Scan in Kombination mit einer der Übungen für besseren Schlaf oder Stressreduktion. Aber selbst ein paar Minuten mit reinem Atembewusstsein, regelmäßig praktiziert, wirken Wunder.

Ich wünsche dir viel Freude damit!

Annika

Tipps

BEI HINDERNISSEN
UND STOLPERSTEINEN

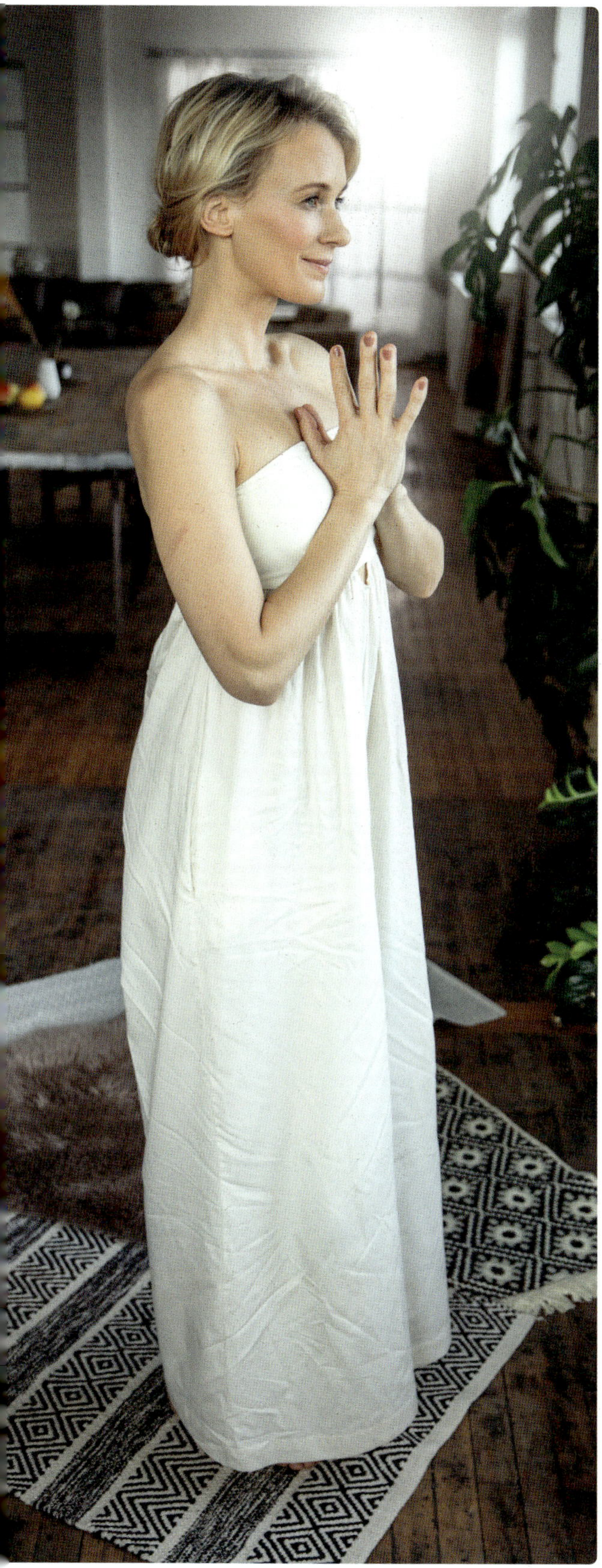

DIESES KAPITEL SOLL DIR HELFEN, AM BALL ZU BLEIBEN. DAS IST DEFINITIV SCHWER, EGAL WELCHEM VORHABEN WIR UNS GERADE VERSCHRIEBEN HABEN. Wir sind Meister und Meisterinnen der Ablenkung und der Zerstreuung. Und so ist es nur natürlich, dass wir am Anfang ganz enthusiastisch starten und dann nach und nach den Faden verlieren.

Eine neue Gewohnheit, und die in diesem Fall damit einhergehende positive Veränderung, baut sich erst nach mindestens 21 Tagen auf, daher ist es wichtig, sich am Anfang täglich die Zeit dafür zu nehmen.

Damit dein Vorhaben Erfolg haben wird, empfehle ich, die Zeiten für deine Atempraxis von vorneherein in deinen Tagesablauf einzuplanen. Notiere sie direkt in deinen Kalender mit Uhrzeit, denn sonst wirst du das Üben wahrscheinlich immer weiter nach hinten schieben – und irgendwann fällt es ganz unter den Tisch.

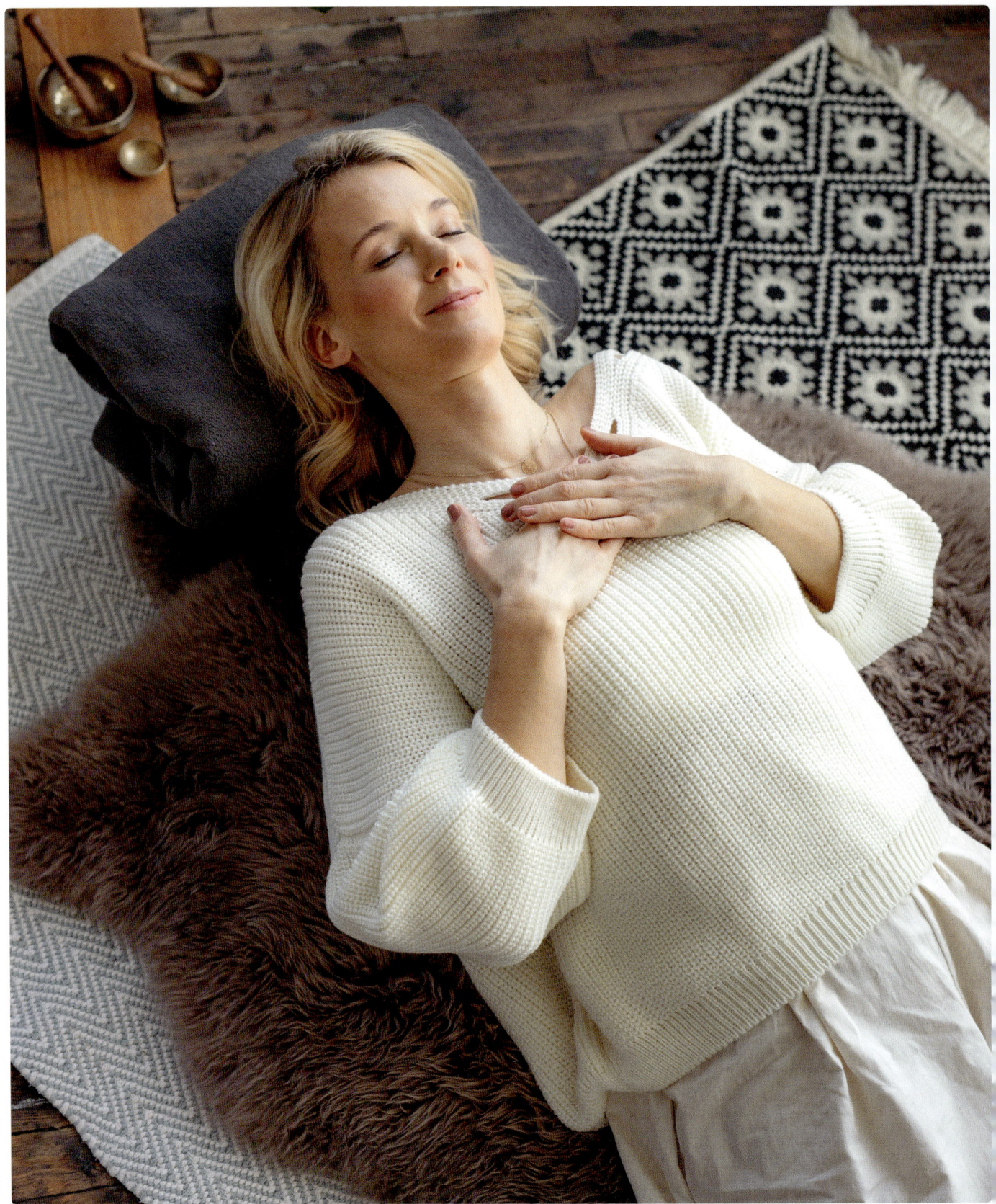

VERSUCHE FÜR DEINE ATEMÜBUNGEN GANZ BEWUSST ALLE ABLENKUNGEN ZU MINIMIEREN. Stell dein Smartphone, auch wenn du es als Timer benutzen solltest, auf Flugmodus.

Such dir einen ruhigen Platz für deine Übungen und mach es dir gemütlich. Wähle ganz bewusst diese Zeit für dich.

Falls du doch einmal einen Tag verpasst haben solltest, hör nicht gleich ganz auf, sondern mach am nächsten Tag da weiter, wo du aufgehört hast.

Im Laufe des Programms wirst du die eine oder andere Form der Atmung präferieren. Bleib bitte dennoch während des gesamten Programms dabei, dich mit jeder Atemtechnik einzeln zu beschäftigen und sie kennenzulernen.

ES LOHNT SICH, EIN JOURNAL ZU FÜHREN, IN DEM DU AN JEDEM TAG NOTIERST, WIE DU DIE ATEMÜBUNG EMPFUNDEN HAST UND WAS SIE FÜR DICH GEMACHT HAT.

Achte darauf, nicht mit vollem Magen zu praktizieren. Es fällt dann schwerer, sich zu fokussieren, und vor allem bei der Feueratmung (Tag 15) und der Atmung, um Blockaden abzubauen (Tag 12), kann es sich unangenehm anfühlen, sie mit vollem Magen auszuführen.

Über Ablenkung im Allgemeinen habe ich ja schon gesprochen, aber auch während der Übungen selbst ist es nicht immer einfach, bei der Sache zu bleiben. UNSER GEIST IST VON NATUR AUS UNGEFÄHR DREI SEKUNDEN BEWUSST IM MOMENT. Danach wandert er weiter – entweder in die Vergangenheit oder in die Zukunft. Präsent zu bleiben für den Atem ist also alles andere als einfach. Was dir allerdings hilft, bei deinen Atemübungen zu bleiben, ist, die aufkommenden Gedanken vorbeiziehen zu lassen, ohne ihnen zu folgen, ohne auf sie zu reagieren oder sie zu bewerten.

Die Struktur in den Übungen hilft dir dabei, dich zu fokussieren und innerlich ruhiger zu werden.

ATEMÜBUNGEN EIGNEN SICH DAHER AUCH FANTASTISCH ZUR VORBEREITUNG AUF DIE MEDITATION.

Falls deine Nase verstopft sein sollte, durch einen Schnupfen oder eine Allergie, wird es schwierig werden, die Übungen durchzuführen. Warte daher, bis deine Nase wieder frei genug ist, um die Übungen zu praktizieren. REGELMÄSSIGES SPÜLEN MIT EINER NASENDUSCHE KANN AUF DAUER ABHILFE SCHAFFEN, WENN DU HÄUFIG UNTER EINER VERSTOPFTEN NASE LEIDEST. In einigen Fällen kann auch ein spezieller Griff aus der Osteopathie helfen, das Abschwellen zu fördern. Platziere dafür den Mittel- und Zeigefinger einer Hand zwischen den Augenbrauen. Setz die andere Hand (ebenfalls Mittel- und Zeigefinger) kurz oberhalb der Nasenflügel auf dem Nasenrücken auf. Dehne ohne Ausübung von Druck den Nasenrücken sanft für ca. 30 Sekunden, indem du mit den oberen Fingern ein wenig nach oben und mit den unteren Fingern nach unten ziehst.

Menschen, die eher ängstlich sind oder für die Angst ein Thema ist, können sich manchmal zu Beginn unwohl oder verletzlich fühlen bei den Übungen. WENN DU SPÜRST, DASS SICH ANSPANNUNG IN DIR BEMERKBAR MACHT, ZUM BEISPIEL IM BAUCH ODER IM KIEFERGELENK, DANN NIMM DIR ZWISCHENDURCH IMMER WIEDER ZEIT FÜR DIE LANGSAME UND SANFTE BAUCHATMUNG (Tag 2).

Asthmatiker sollten ihren Arzt befragen, bevor sie das Atemprogramm absolvieren. Wenn es in Ordnung ist für dich als Asthmatiker, dann lass dir bewusst Zeit in den Übungen, um dich langsam daran zu gewöhnen. Gerade die Ujjayi-Atmung (Tag 7) fühlt sich häufig zunächst etwas beengend an und kann ein Gefühl von Atemnot auslösen. Variiere hier, damit es sich für dich gut anfühlt. Viele Asthmatiker mit einer guten Atempraxis fühlen sich gestärkt durch das Wissen um den Nutzen der verschiedenen Atemtechniken und sind dann oft in der Lage, ihre Kondition besser auszugleichen.

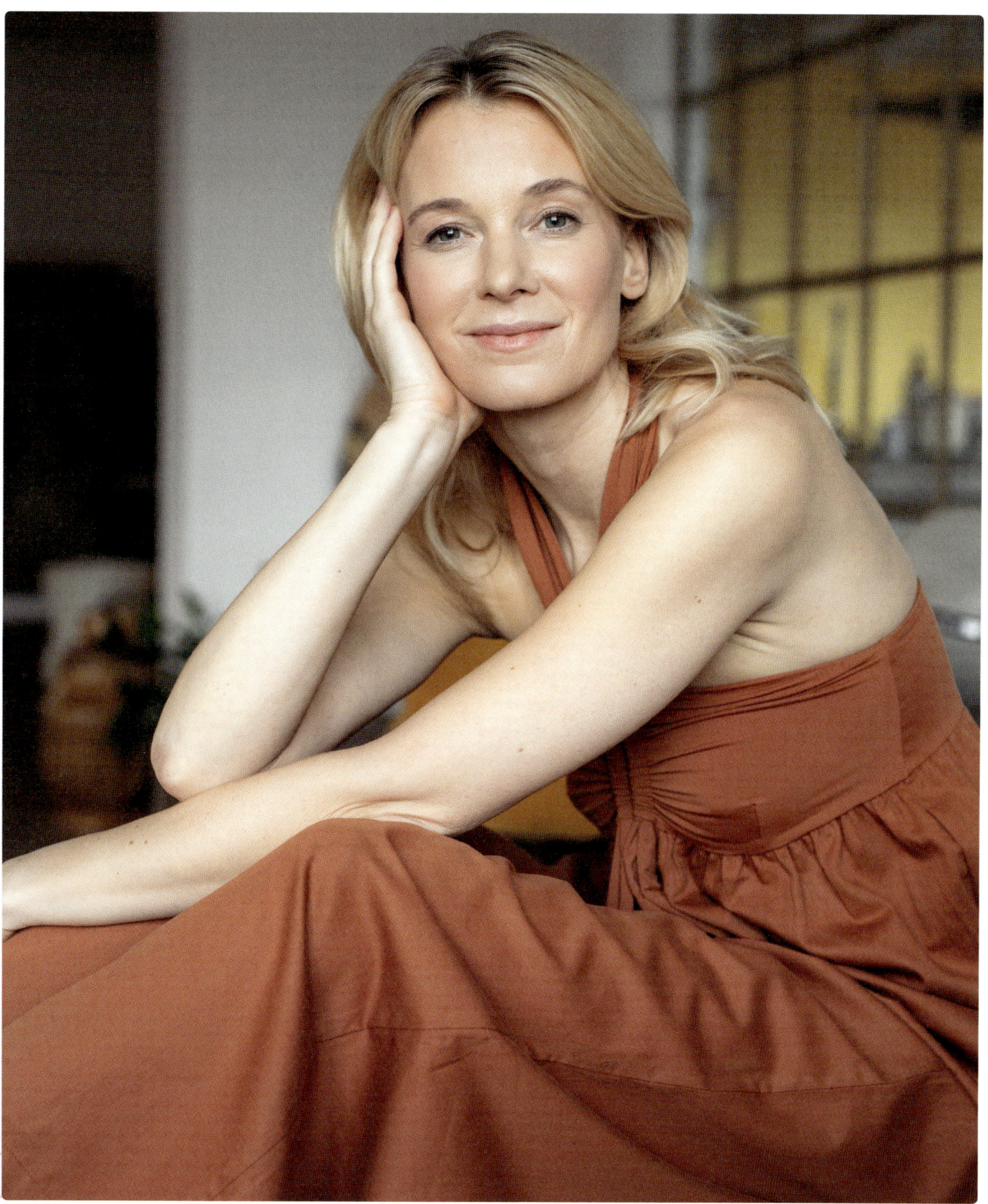

»Geist und Atem entspringen derselben Quelle. Denken ist das Wesen des Geistes, der ‚Ich'-Gedanke, das Ego, ist der erste Gedanke. Ego und Atem haben also denselben Ursprung. Daher ist der Atem still, sobald der Geist bewegungslos wird, und umgekehrt wird der Geist still, sobald der Atem beherrscht ist.«

Ramana Maharshi

ETWAS FÜR DEN *Atem* IM ALLTAG TUN

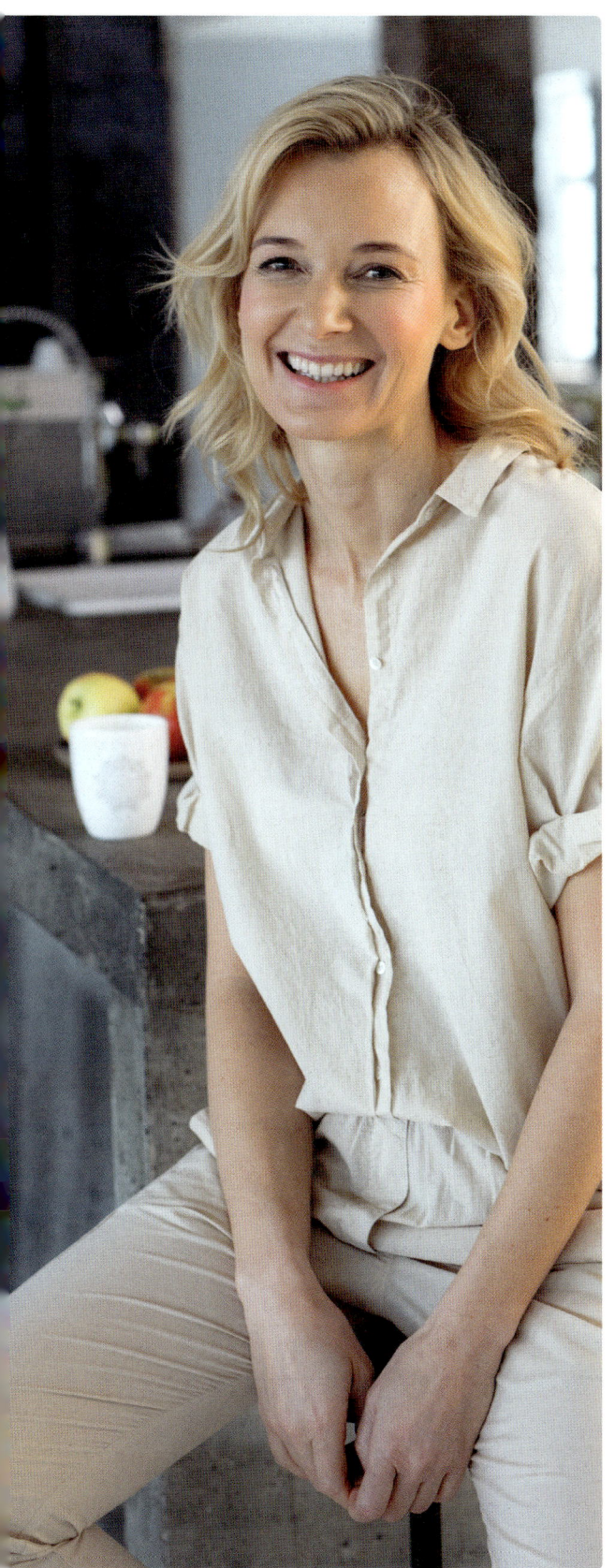

WIE SCHON ZU BEGINN IM KAPITEL »IST ATMEN EINFACH?« ERWÄHNT, SIND SICH MEDIZINER WEITGEHEND DARIN EINIG, DASS DIE KONTINUIERLICHE ATMUNG DURCH DEN MUND NICHT GUT IST FÜR UNS. Mundatmung erhöht die Produktion und Ansammlung von Stresshormonen, und neben der höheren Wahrscheinlichkeit einer Stoffwechselstörung, die damit einhergeht, erhöhen sich durch die Mundatmung auch die Blutdruckwerte und die Herzschlagrate. Es ist also durchaus sinnvoll, darauf zu achten, möglichst durch die Nase zu atmen. Setze dafür täglich auch im Alltag deinen Fokus darauf, bewusst durch die Nase zu atmen.

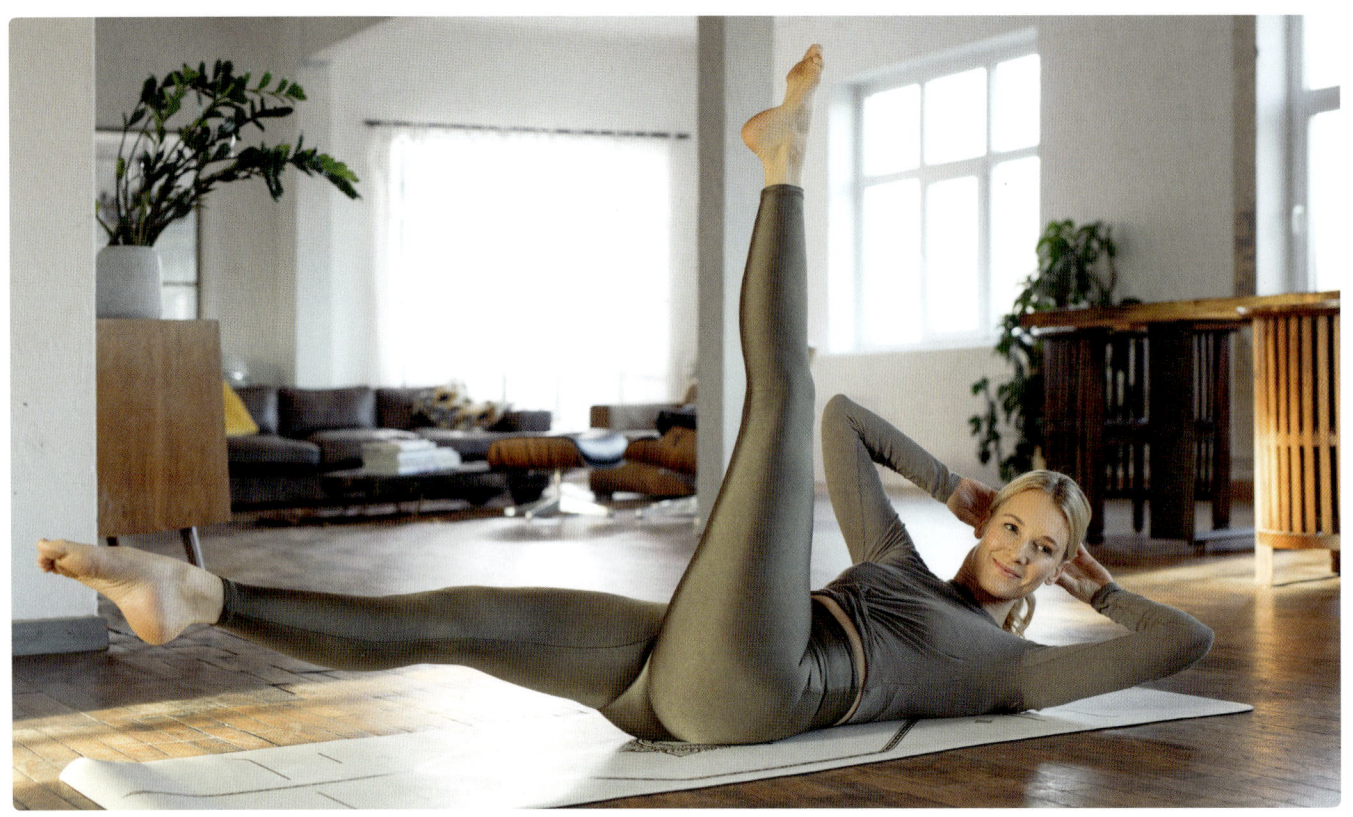

Eine Nasendusche kann dir dabei helfen, verstopfte Atemwege wieder zu öffnen. Ein Salzwasser-Nasenspray hilft dir, bei langen Flügen die Nase frei und feucht zu halten. Das Spray ist auch super, wenn du dich viel in klimatisierten Räumen aufhältst. Falls du nachts eher zur Mundatmung tendierst, versuche mit erhöhtem Kopf auf dem Rücken liegend zu schlafen, um die Nasenatmung zu fördern.

VERSPANNUNGEN IM KIEFERGELENK SIND NICHT NUR MEIST SCHMERZHAFT, SONDERN KÖNNEN AUCH UNSERE FÄHIGKEIT, GUT ZU ATMEN, ENORM BEEINTRÄCHTIGEN. Eine gute Übung für zwischendurch, um die Kiefergelenk-Muskulatur zu dehnen, ist, deinen Mund weit zu öffnen und – hörbar oder innerlich – mehrere Os und As vor dich hin zu sagen. Außerdem bietet es sich an, ganz bewusst Lebensmittel zu essen, die unsere Kaumuskulatur stärken und aktivieren, wie zum Beispiel einen knackigen Apfel, eine knusprige Brotrinde oder eine rohe Karotte.

EINE GENERELL GUT DURCHTRAINIERTE MUSKULATUR IM GANZEN KÖRPER UNTERSTÜTZT NICHT NUR

DEN STOFFWECHSEL UND STÄRKT DIE GELENKE, SONDERN SIE VERBESSERT AUCH DIE ATMUNG. Daher ist es auch für eine optimale Atemfunktion wichtig, dass du dich körperlich fit hältst und Sport treibst. Außerdem hilft dir eine gut aufgebaute Muskulatur dabei, in eine bessere Haltung zu kommen. Denn wenn unsere Körperhaltung eng und gedrungen ist, dann ist auch der Atem eher kurz und flach.

LEIDER KOMMT ES IM ALLTAG VIEL ZU OFT DAZU, DASS WIR EINE SCHLECHTE KÖRPERHALTUNG EINNEHMEN, WIR UNS ZUM BEISPIEL ETWAS ZUSAMMENGESACKT UND MIT RUNDEM RÜCKEN VOR DEM LAPTOP WIEDERFINDEN. Wir lassen den Kopf und die oberen Rippen hängen, während wir endlos Zeit mit dem Handy verdaddeln, oder lümmeln uns auf der Couch oder im Autositz und blockieren durch unsere Haltung dabei unser volles Atemvermögen. Eine starke Muskulatur sorgt da für eine bessere Haltung und für tiefere, gesündere Atmung.

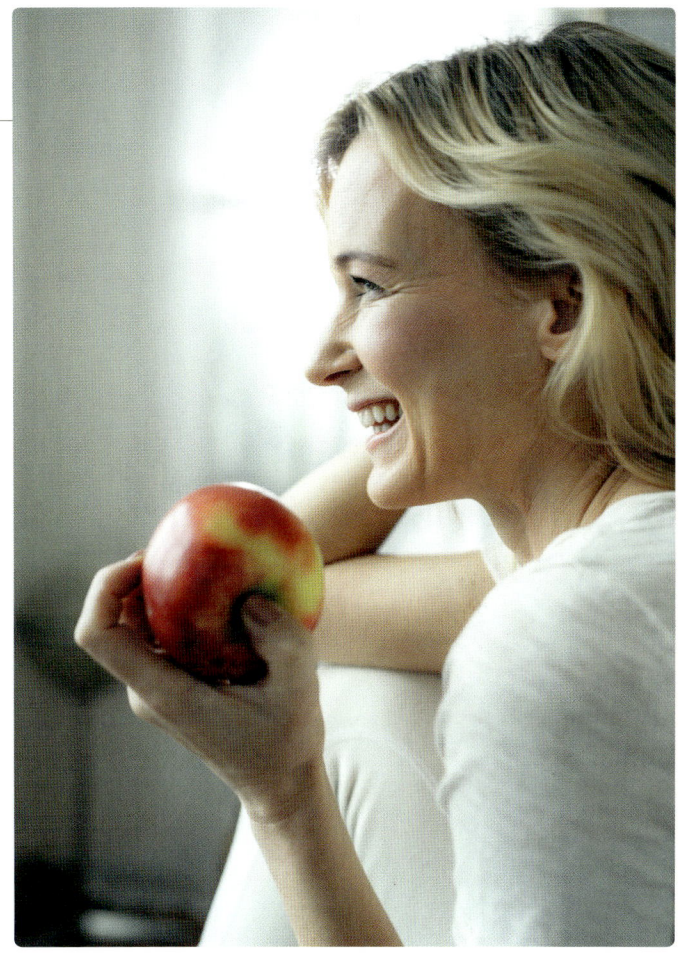

BEIM AUSDAUERSPORT WIRD DIE DURCHBLUTUNG UND DIE BELÜFTUNG DER LUNGEN VERBESSERT. Die Atmung wird dadurch ökonomischer und kräftiger. Eine starke Core-Muskulatur unterstützt zudem das Zwerchfell beim Atmen. Trainiere dich bestmöglich darin, auch bei diesen sportlichen oder sonstigen physischen Aktivitäten nicht durch den Mund, sondern durch die Nase zu atmen, auch wenn das zuerst ungewohnt sein mag.

APROPOS BAUCHATMUNG! ACHTE IM ALLTAG AUF AUSREICHEND LOCKER UND ANGENEHM SITZENDE HOSEN ODER RÖCKE. Denn wenn der Bauch eingeklemmt ist, kannst du nicht vollständig durchatmen. Je freier du dich in deiner Kleidung bewegen kannst, desto besser ist es für deine Atmung.

ACHTE DARAUF, DASS DU AUSREICHEND FRISCHLUFT BEKOMMST, INDEM DU UNTER ANDEREM DEINE RÄUME IMMER GUT LÜFTEST. Mein Lebenspartner arbeitet in einem Fernsehstudio, und dort in einem komplett von Licht und frischer Luft abgeriegelten Raum. Kein Wunder, dass er sich beklagt über die Energielosigkeit, die zwangsläufig nach einem ganzen Tag in dieser Umgebung entsteht. Aber auch die meisten von uns verbringen sehr viel Zeit in hermetisch abgeriegelten Räumen, oft mit Klimaanlagen, oder sitzen vielleicht auch oft im Flugzeug oder in der Bahn.

Wenn in der Luft unserer Umgebung wenig Energie vorhanden ist, dann spiegelt sich das auch in unserer Lebensenergie (Prana) wider. In der Stadt ist zudem der Prana-Gehalt der Luft durch Feinstaub und erhöhte Ozonwerte verringert.

VERBRINGE DARUM AUSREICHEND ZEIT AN DER FRISCHEN LUFT, VOR ALLEM IN DER FREIEN NATUR, WIE ETWA IM WALD, AN DER MEERESKÜSTE, AM SEE, IN DEN BERGEN ODER IM GRÜNEN, WO DER SCHADSTOFFGEHALT IN DER LUFT GERINGER IST. Denn in diesen Gegenden sind vor allem durch das Zusammenspiel von Sonne und Wasser die Hauptfaktoren gegeben für die Ionisation und Aufladung der Luft mit Prana, sodass wir dadurch mehr Lebenskraft bekommen.

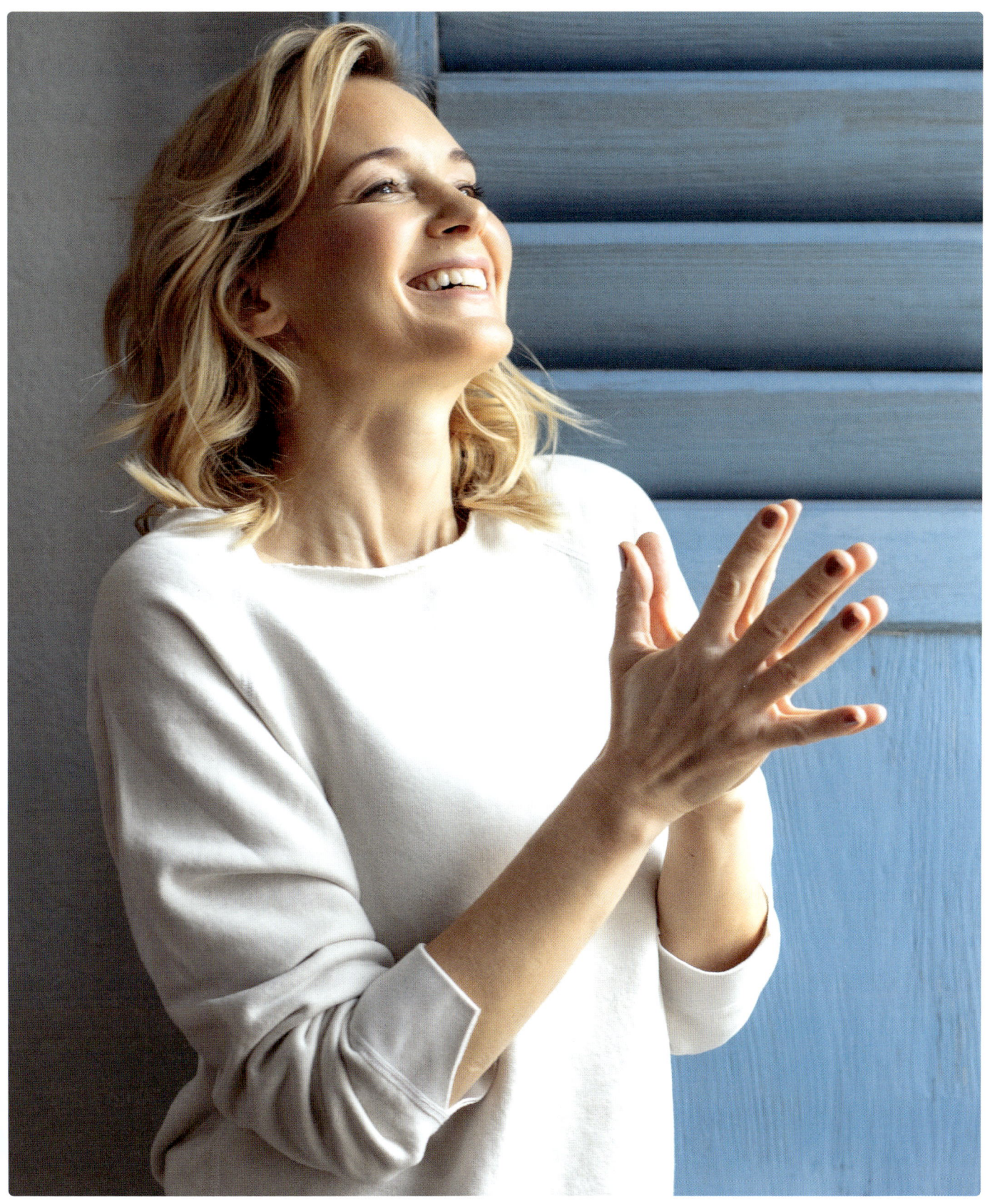

»Achte auf Pausen: auf die Pause zwischen zwei Gedanken, auf die kurze Pause zwischen den Worten eines Gesprächs, zwischen den Tönen beim Klavier- oder Flötenspiel, auf die Pause zwischen Ein- und Ausatem. Wenn du diesen Pausen Aufmerksamkeit schenkst, wird aus dem Gewahrsein von ‚etwas‘ einfach Gewahrsein.«

Eckhart Tolle

DANK

Mein Dank geht an:

_ meinen Mann Peter Hardenacke, der ein wundervoller Zuhörer und Unterstützer ist.

_ meine Kinder, die meinen Schreibprozessen immer wieder einen so verständnis-vollen Raum geben.

_ meine Mum, die dafür sorgt, dass es bei uns zu Hause nicht nur Pizza gibt, wenn ich schreibe.

_ meine Lehrer und Mentoren.

_ Felix Matthies, der es schafft, immer wieder etwas Neues mit seinen Bildern zu schaffen.

_ Susanne Klein, denn ich könnte mir keine bessere Lektorin für meine Bücher vor-stellen.

_ Kerstin Fiebig für ihre Ideen und kreative Arbeit an mittlerweile Buch Nr. 3.

_ Zimtlocation für die tolle Atmosphäre, in der die Bilder zum Buch entstehen durften.

_ Frederike Dolberg @MyMarini für diese wunderschönen Outfits meiner absoluten Lieblingsmarke.

_ Charly Kraska @Anita Hass für die wundervolle Unterstützung und Kuration von fantastischen Outfits.

_ Nancy Bockelmann & Sandra Trillhaas @VeryYoga für die super Accessoires fürs Shooting und dafür, dass ihr meine Bücher so toll verkauft.

_ Henrike Fröchling für ihre persönlichen Worte und das zusätzliche Yoga-Zuhause für mich bei Yogaeasy.

_ das Leben <3

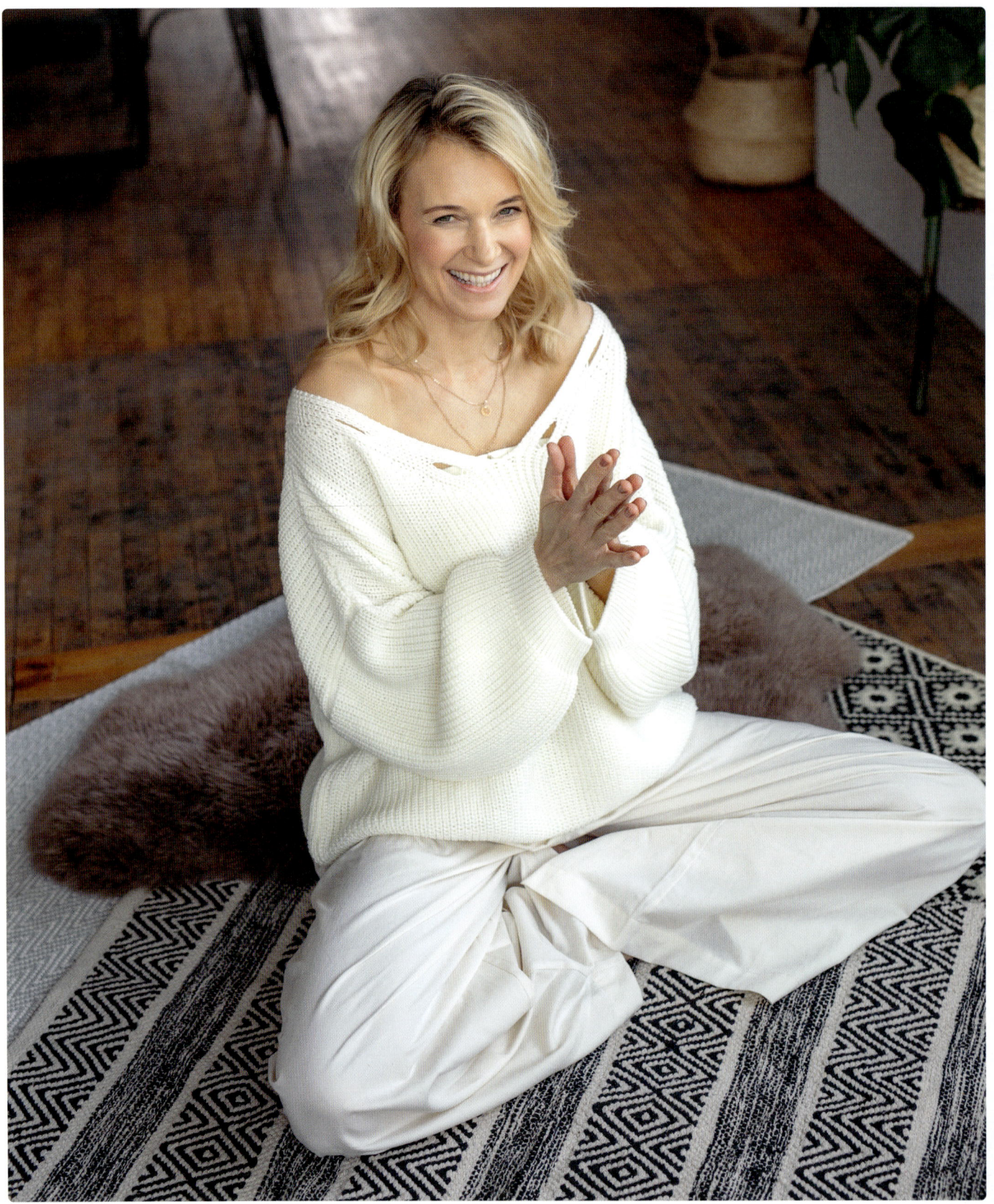

ÜBER DIE AUTORIN

Annika Isterling ist Yogini, zweifache Mutter, Yogalehrerin, Model, Autorin von vier Yogabüchern und praktiziert seit über 19 Jahren Yoga. Sie unterrichtet europaweit Yogaretreats, Workshops, Lehrerausbildungen und Mentorship-Programme für Yogalehrende.

Yoga bedeutet für sie nicht unbedingt, die ausgefallensten Yogahaltungen zu beherrschen, sondern mit voller Aufmerksamkeit in die einfachsten Bewegungen zu gehen.

Ihr hat diese Praxis so sehr dabei geholfen, in ihrem Leben ein Gefühl von Verbundenheit zu schaffen, dass sie nun auch andere auf ihrer virtuellen Plattform THE DEEP CONNECTION durch On-Demand-Videos, Liveklassen, inspirierende Talks und Programme darin unterstützen möchte, die Verbindung zu sich selbst, zum eigenen Körper, dem Geist, dem Herzen und dem Leben zu vertiefen.

Die Kombination aus Yoga, Work-out, Atem und Meditation hilft dabei, die Beziehung zu sich selbst auszubauen und zu festigen. #itsallaboutconnection

www.annikaisterling.com

notizen

notizen

notizen —————————————————

notizen

Annika Isterling

ANKOMMEN

Deine Yogapraxis für zu Hause

Fotografie Felix Matthies

THESEUS

Umsorge dich selbst allumfassend

Das Buch macht Lust darauf, sich selbst zu Hause auf die Yogamatte zu begeben und ohne Scheu mit Yoga zu beginnen bzw. die eigene Yogapraxis zu vertiefen – auch außerhalb des Yogastudios.

Mit klaren Anleitungen zeigt die Autorin für Yogabegeisterte aller Stile, wie man alltagsbezogen und spielerisch an die Sache herangehen kann.

Mit Übersicht der Yogastellungen als Poster.

Annika Isterling
*Ankommen – Deine Yogapraxis
für zu Hause*

Hardcover | 224 Seiten
ISBN 978-3-95883-091-2

THESEUS

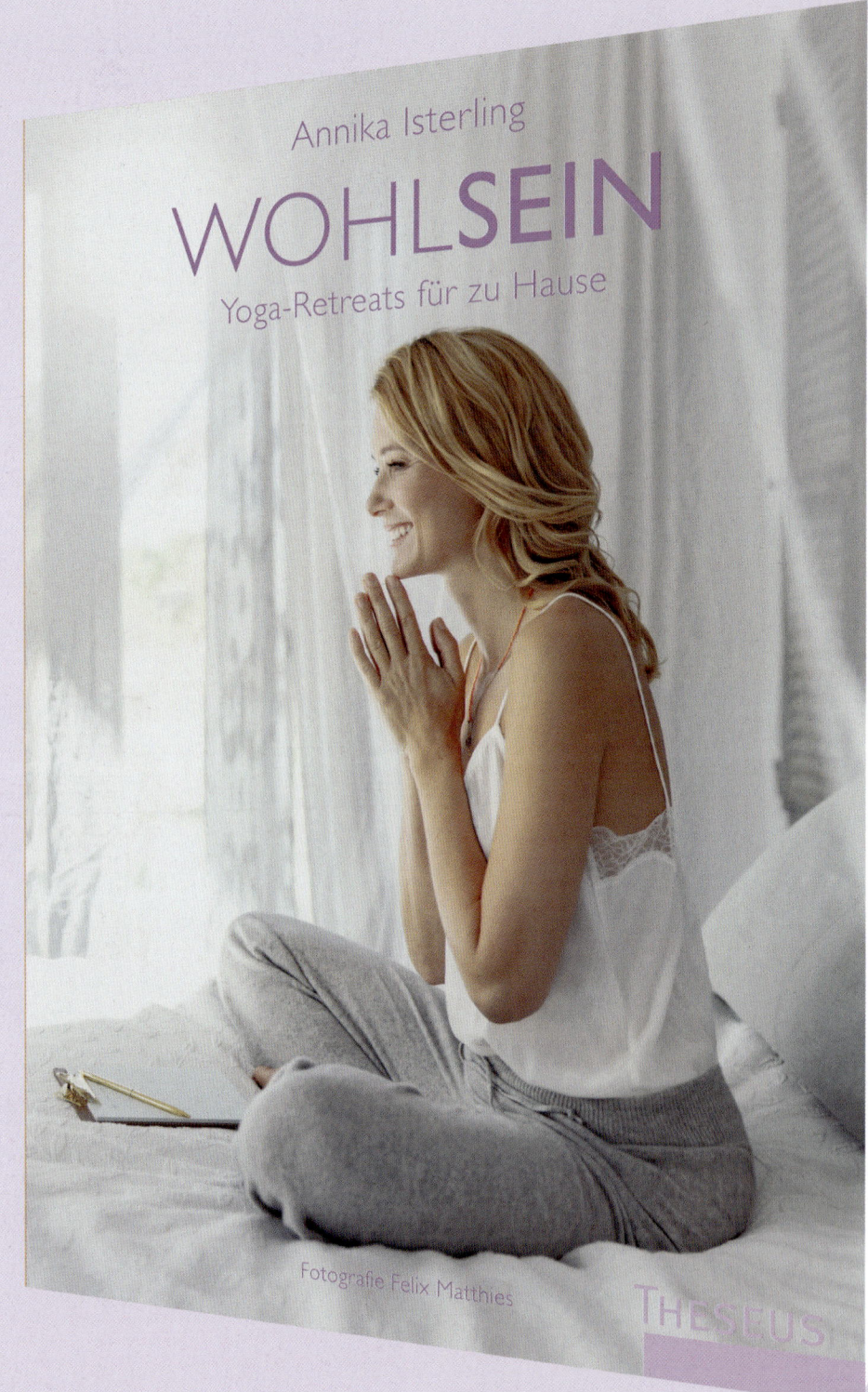

Für dein ganzheitliches Kurzretreat

Anleitungen für 5 inspirierende und wohltuende Wochenenden zu diesen Themen: Entschleunigung, Loslassen, Glücklichsein, Verbundenheit und Vertrauen.

Ein wunderschön gestaltetes Praxisbuch, das dich durch dein eigenes kleines Yoga-Retreat führt und dich dabei ganz unkompliziert mit Yogaübungen, Rezepten und Anleitungen versorgt.

Inspiration und Stärkung für den Alltag.

Annika Isterling
Wohlsein – Yoga-Retreats für zu Hause

Hardcover | 216 Seiten
ISBN 978-3-95883-315-9

THESEUS